项目支持：上海市妇女儿童健康服务能力建设专项规划（2016—2020年）
《上海市妇幼健康协同创新中心筹建项目》

新型冠状病毒肺炎流行期间
母婴安全防护手册

朱丽萍　李　力　**主编**

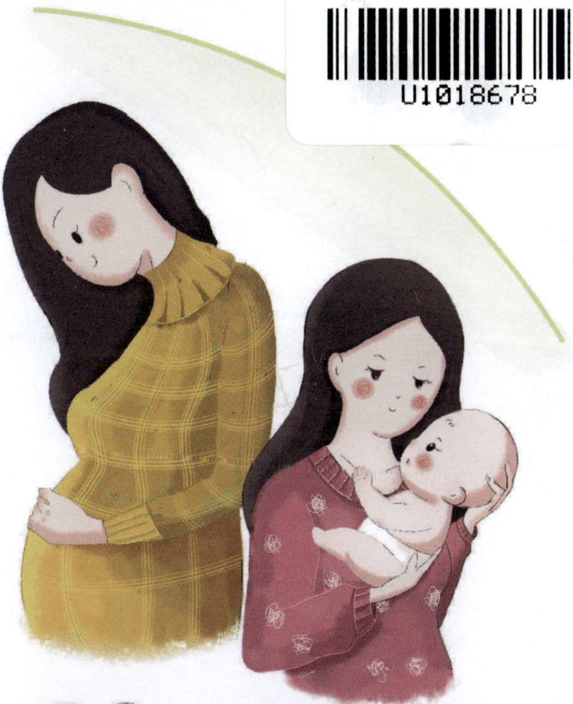

世界图书出版公司
上海 · 西安 · 北京 · 广州

图书在版编目(CIP)数据

新型冠状病毒肺炎流行期间母婴安全防护手册 / 朱丽萍，李力主编．—上海：上海世界图书出版公司，2020.2（2020.10 重印）
ISBN 978-7-5192-7308-8

Ⅰ．①新… Ⅱ．①朱… ②李… Ⅲ．①日冕形病毒－病毒病－肺炎－预防（卫生）－手册 Ⅳ．①R563.101-62

中国版本图书馆 CIP 数据核字（2020）第 041870 号

书　名	新型冠状病毒肺炎流行期间母婴安全防护手册 Xinxing Guanzhuang Bingdu Feiyan Liuxing Qijian Mu-ying Anquan Fanghu Shouce
主　编	朱丽萍　李　力
插　画	木　风
责任编辑	沈蔚颖
装帧设计	袁　力
出版发行	上海世界图书出版公司
地　址	上海市广中路 88 号 9–10 楼
邮　编	200083
网　址	http://www.wpcsh.com
经　销	新华书店
印　刷	江苏凤凰数码印务有限公司
开　本	787 mm×1092 mm　1/32
印　张	2.125
字　数	25 千字
版　次	2020 年 2 月第 1 版　2020 年 10 月第 2 次印刷
书　号	ISBN 978-7-5192-7308-8/R · 532
定　价	20.00 元

编写人员

主　编

朱丽萍　李　力

主　审

华嘉增

顾　问

（按姓氏笔画排序）

张立强　贾万樑　潘琢如

副主编

（按姓氏笔画排序）

毛红芳　花　静　何燕玲　张晓华　徐飚

前言

突如其来的新型冠状病毒肺炎流行严重影响着大众的安全和健康。疫情就是命令，防控就是责任。为贯彻落实国务院下发《关于做好儿童和孕产妇新型冠状病毒感染的肺炎疫情防控工作的通知》，切实做好疫情流行期间孕产妇和婴幼儿的防护工作，保障母婴安全，围绕当前疫情流行期间孕产妇健康教育面临的新需求、新问题，上海市妇幼保健中心牵头组织全市妇幼保健三级网络开展“新型冠状病毒肺炎流行期间孕产妇问题与需求调研”，并针对调研中突出的问题与需求，快速组织专家编写《新型冠状病毒肺炎流行期间母婴安全防护手册》，对孕产妇及相关人群进行系统的防疫知识普及教育，严防新冠肺炎在孕产妇和婴幼儿间传播，关口前移保护易感人群、保障母婴安全。

本手册集公共卫生、临床、保健、心理等多学科专家智慧，参考国内外有关文献，结合新型冠状病毒肺炎防控相关要求给予解疑释惑，针对性、科学性、实用性强，希望能够帮助孕产妇更好地做好自我防护，同时提供给相关保健人员在实际工作中参考。

由于编写时间紧，不足之处请读者谅解。

本书编写组

2020年2月10日

目录

新型冠状病毒肺炎概述

孕产妇防护与保健

婴儿防护与保健

新型冠状病毒肺炎概述

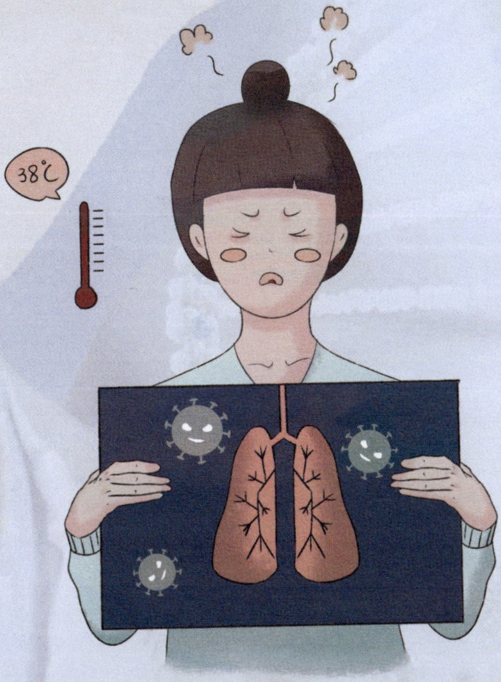

1. 什么是新型冠状病毒

冠状病毒是在动物和人体中发现的一个大型病毒家族。一些冠状病毒会感染人，已知可引起感冒以及中东呼吸综合征（MERS）和严重急性呼吸综合征（SARS）等较严重疾病。

新型冠状病毒（简称“新冠病毒”）是以前从未在人体中发现的冠状病毒新毒株，属于β属冠状病毒。目前研究显示其与蝙蝠SARS样冠状病毒（bat-SL-CoVZC45）同源性85%以上。2020年2月12日，国际病毒分类委员会（International Committee on Taxonomy of Viruses，ICTV）宣布，新型冠状病毒的正式分类名为严重急性呼吸综合征冠状病毒2（Severe Acute Respiratory Syndrome Coronavirus 2，SARS-CoV-2）。

2. 什么是新型冠状病毒肺炎

新型冠状病毒肺炎（简称“新冠肺炎”）。新冠肺炎是由新型冠状病毒感染所引起的，以肺炎为主要临床表现的传染性疾病。2020年2月12日，世界卫生组织（WHO）将其正式命名为COVID–19（Corona Virus Disease 2019），意思是由于冠状病毒感染导致的疾病，且这一疾病起自2019年。人群对新型冠状病毒普遍易感，其中孕产妇等是重点保护人群。临床表现以发热、乏力、干咳为主。少数患者伴有鼻塞、流涕、腹泻等症状。部分患者仅表现为低热、轻微乏力等。重症患者多在感染1周后出现呼吸困难。

3. 新型冠状病毒传播途径是什么

目前所见的传染源主要是新型冠状病毒感染的肺炎患者，部分无症状感染者也可能成为传染源。其传播途径多，传播力强，可以人传人。主要经呼吸道飞沫传播，亦可通过接触传播，在相对封闭的环境中长时间暴露于高浓度气溶胶情况下存在经气溶胶传播的可能。人群因缺少对新型病毒株的免疫力，对新型冠状病毒普遍易感，其中孕产妇、婴幼儿等是新型冠状病毒肺炎流行期间需要重点保护的人群。

飞沫一般通过咳嗽、打喷嚏或说话以及实施呼吸道侵入性操作如吸痰或气管插管等操作产生。飞沫传播的

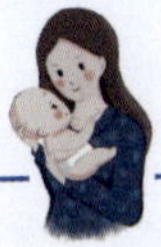

距离一般为1米。预防飞沫传播的方法是佩戴口罩，尽可能避免与任何有呼吸道疾病症状（如咳嗽和打喷嚏）的人密切接触。大众应保持良好的呼吸卫生习惯。例如，打喷嚏或咳嗽时，用弯曲的肘部或使用纸巾遮挡并立即将用过的纸巾丢入封闭的垃圾筒。

接触传播一般经由直接或间接接触携带病毒的分泌物、血液、体液或排泄物以及被病毒污染的物品时发生。预防接触传播最好的方法是勤洗手，可采用含酒精成分的免洗洗手液清洁手或者用肥皂和清水洗手，采用正确的方法洗手至关重要。预防气溶胶传播建议做好以下几点：① 外出回家需换鞋、换衣；② 冲马桶时盖上马桶盖再冲；③ 地漏灌上水把水封做好。

4. 新型冠状病毒肺炎的潜伏期是多久

基于目前的流行病学调查和研究结果，潜伏期为1～14天，多为3～7天。钟南山团队在最新发表的一篇全国多中心研究论文中指出，新型冠状病毒肺炎潜伏期的中位数为3天。潜伏期存在病毒传播的可能性。

5. 新型冠状病毒肺炎的症状表现

以发热、乏力、干咳为主要表现。少数患者伴有鼻塞、流涕、腹泻等症状。部分轻型患者仅表现为低热、轻微乏力等，无肺炎表现。重症患者多在发病1周后出现呼吸困难和/或低氧血症，严重者快速进展为急性呼吸窘迫综合征、脓毒症休克、难以纠正的代谢性酸中毒和凝血功能障碍等。

孕产妇防护与保健

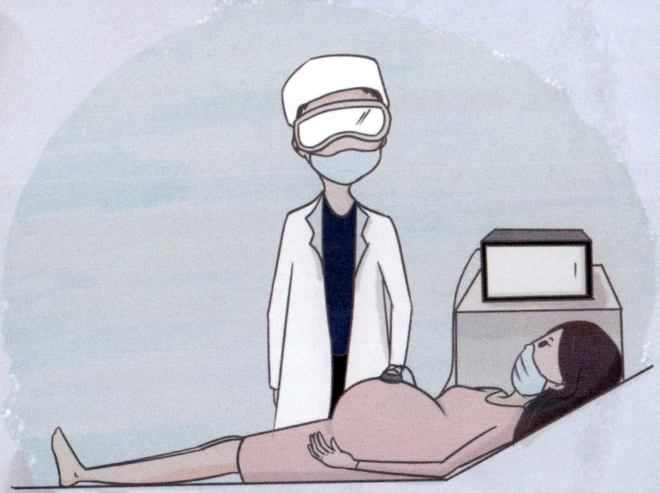

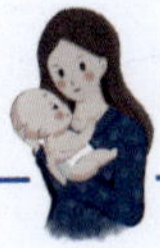

1. 如何了解妊娠风险

妊娠是生理过程，但也有一定的风险。为便于早期识别及时处理妊娠风险以保障母婴安全，我国的孕产期系统保健体系近年来为孕产妇提供了风险筛查与评估管理。孕妇无论在辖区社区卫生服务中心建卡还是在接产医疗机构产检，不仅有一个专属的孕卡（母子健康手册或孕产妇健康手册），每次去产检，医生都会记录产检情况，并预约下次就诊的时间和应注意的问题，而且细心的孕妇还会发现，手册上有不同颜色的标识，这代表的是产检医生对妊娠风险等级做出的评估，这种风险评估是动态的，即随着孕产期健康状况变化其风险类别及诊治管理要求也会相应改变。有5种颜色分别表示不同风险程度：绿色为较低风险；黄色为一般风险；橙色为较高风险；红色为高风险；紫色为传染病。橙色、红色和紫色属于高风险，准妈妈要特别重视，医生会建议前往二级以上助产医疗机构进行产检和住院分娩。

2. 如何做好个人防护

（1）居住场所保持清洁：勤开窗，每天确保自然通风（开窗通风15～30分钟）2次以上，通风时要做好保暖。配备体温计、口罩、家用消毒用品等。

（2）注意个人卫生，生活规律：孕产妇的毛巾、浴巾、餐具、寝具等生活用品单独使用，避免交叉感染。

（3）注意保持手部卫生：使用清洁的流动水和洗手液洗手，饭前便后尤其要注意洗手，尽量避免用手触摸眼睛和口鼻，咳嗽或打喷嚏时用纸巾或袖肘遮住口鼻。

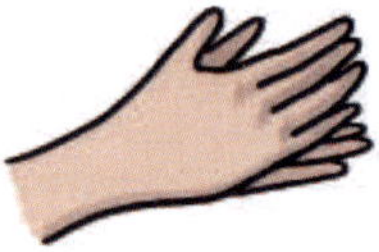

掌心相对，手掌并拢，相互摩擦

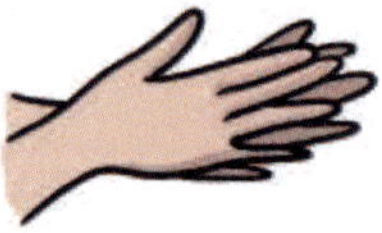

手心对手背沿指缝相互搓揉，交换进行

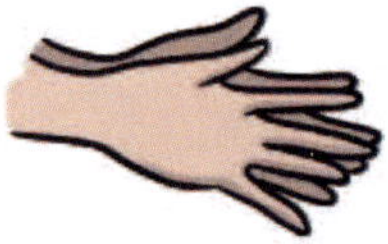

掌心相对，双手交叉，沿指缝相互摩擦

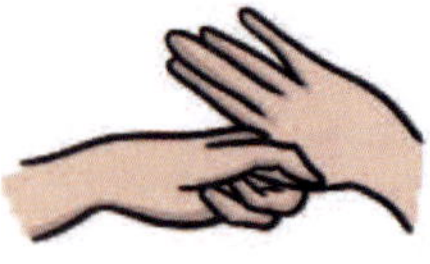

一手握住另一手的大拇指旋转搓揉，交换进行

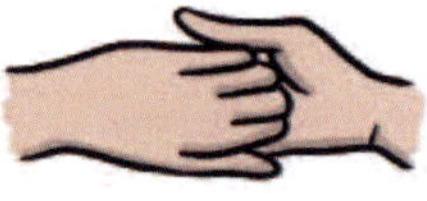

掌心相对，双手交叉，沿指缝相互摩擦，交换进行

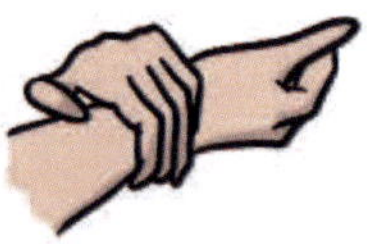

搓洗手腕，相互进行

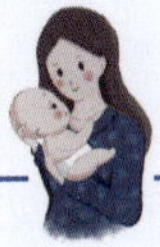

（4）口罩防护：正确佩戴口罩是减少呼吸道传染病传播的有效方式。目前尚无医学证据证明戴上口罩会影响胎儿的氧气供应。有些孕妇戴口罩后会出现短暂呼吸困难，可能是和不适应、紧张有关。孕妇佩戴防护口罩，应注意结合自身条件，选择舒适性比较好的产品。

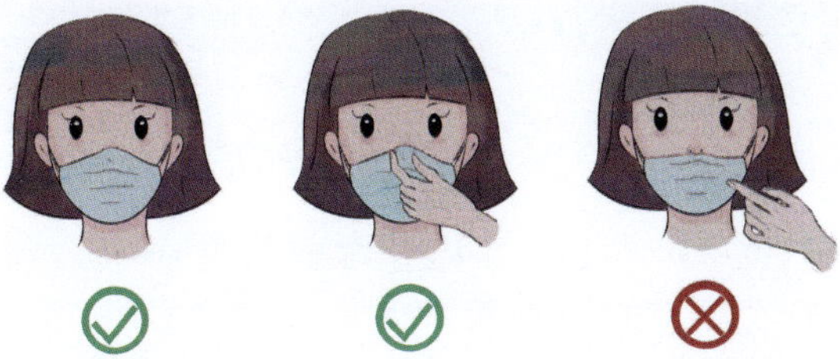

用口罩遮住口鼻，确保面部和口罩之间没有缝隙

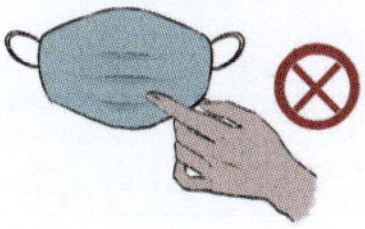

使用时避免触摸口罩

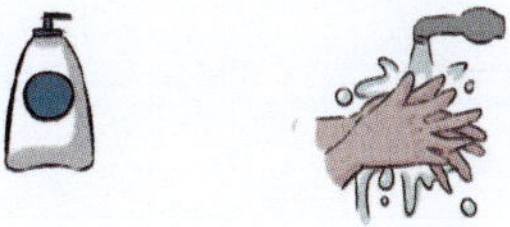

用肥皂和流动的水洗手，也可以使用含酒精的免水洗手液

（5）来访和外出：尽量避免亲朋好友的探望，尤其避免接触来自新冠肺炎流行重点地区的人员或疑似患者；尽量避免外出，尤其是避免前往人群密集场所或售卖活体动物（禽类、海产品、野生动物等）的农贸

市场。

（6）根据医生指导合理安排产检：高危孕妇必须按医生要求完成产检，普通孕妇提前预约并按时就诊，减少在医院逗留的时间，做好个人防护。

3. 如何增强自身抵抗力

人体的免疫系统需要良好的营养补给与良好的生活习惯来提高，以利于抵抗有害病毒和细菌。饮食要均衡，食物多样，多吃蔬果、奶类、大豆，少盐少油，控糖限酒。运动要适度，在家也要天天运动，每天累计时间不少于1小时。减少久坐时间，每小时起来动一动。在运动过程中，人体免疫细胞的循环与功能也会得到提升。作息要规律，按时就寝，保证每天7小时以上的睡眠。

4. 居家期间有哪些注意事项

疫情流行期间，孕产妇作为特殊的易感人群更要注重做好防护，保护好自己，少外出，尤其不去人员密集的地方，如必须外出一定要戴口罩（普通或医用均可，口罩湿了须及时更换），需要注意的事项包括以下方面：个人卫生、居室卫生、饮食卫生、平衡膳食、远离烟酒、适当活动、按时作息、自我观察与健康监测等。

5. 疫情期间居家运动怎么做

孕妇适当运动有利于体重控制，调节情绪、增强抵抗力、预防血栓发生。疫情期间孕妇尽量不要出门，但在家也要进行适宜的规律运动，可以做简单的体操、瑜伽、健身操中的伸展运动等，条件允许可以每次饭后在家散步30分钟，做点简单的家务事也是很好的运动。

6. 家人如何关心照顾孕产妇

十月怀胎，孕妇负担很重，生理和心理会发生很大变化。特别是产妇经历分娩的阵痛是其他人无法体会到的，因此，孕产妇是特殊人群，尤其在新型冠状病毒肺炎流行时期，特别需要家人精心地呵护和照顾。建议做到以下几点。

（1）家人要确保孕产妇睡好：孕期，孕妇因为各个阶段各种的担忧以及胎儿逐渐发育对孕妇身体的冲击，往往会影响睡眠，导致第二天精神状态不好，出现睡不好、食无味的状况；产后，产妇分娩时体力消耗大，疲劳还没有恢复的前提下，还要给宝宝喂奶，特别缺少睡眠。所以，家人要给予特别关照，并根据婴儿睡醒周期调整母亲的睡眠时间让她有充足睡眠，休息好。

（2）家人要确保孕产妇吃好：孕早期，孕妇有妊娠反应等，要为孕妇准备清淡合胃口的饭菜，怀孕前3个月补充叶酸；孕中晚期，胎儿生长发育加速，要为孕妇准备丰富营养膳食，食品多样化、荤素搭配、合理补充铁钙等，即要预防偏食导致贫血也要预防营养过度体重超标；产后，要为产妇制定月子餐，营养均衡，忌油腻，避免过度营养。

（3）家人要照顾好孕产妇心情：孕早期，担心可能流产发生、胚胎停止发育；孕中期，担心大排畸的结果；孕晚期，担心能否顺产等，不同时期孕妇有各种焦虑。产后由于体内激素变化原因，易患产后抑郁。此外产后家庭多了照护者，生活的环境发生了改变，以及家庭成员更多关注宝宝，无意中疏忽了产妇，产妇会觉得

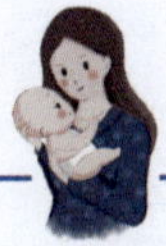

特别委屈，有一点不顺心就会发生情绪低落，尤其在最近新冠肺炎疫情时期，更会增加焦虑恐慌的情绪，所以家人要多一点理解，多一点关心，多一点沟通，时时问寒问暖，常常陪伴左右，让产妇内心感受到家人的关爱，听舒缓的音乐保持愉快心情，有利于产后恢复，母婴安全。

7. 孕期如何合理膳食

（1）食物多样化：

- 每天的膳食应有谷薯类、蔬菜水果类、畜禽鱼蛋类、奶类、大豆坚果类等食物。

- 最好能做到餐餐有蔬菜，天天吃水果（妊娠期糖尿病孕妇须节制）。蔬菜可以多种搭配，特别是绿叶蔬菜。

- 适量吃鱼、禽、蛋、瘦肉。鱼、禽、蛋和瘦肉摄入要适量，少吃肥肉、烟熏和腌制肉制品。坚决杜绝食用野生动物。

- 少盐少油，清淡饮食。少吃高盐和油炸食品。足量饮水，成年人每天7～8杯（1 500～1 700毫升），提倡饮用白开水，不喝酒，不喝或少喝含糖饮料。

- 选择新鲜、安全的食物和适宜的烹调方式。食物制备生熟分开、熟食二次加热要热透，瓜果蔬菜要注意洗净。学会阅读食品标签，合理选择食品。

（2）孕早期：如果孕吐比较严重，容易刺激胃液反流加重孕吐症状，优选自己适口、易消化的食物，少食多餐，减少甜品，避免进食油炸、油腻食物。

（3）孕中晚期：需要增加能量、蛋白质以及钙、铁、碘等矿物质的供应。但忌暴饮暴食，大鱼大肉。少盐少油，监测体重，控糖限能，控制总能量摄入。可以参考中国孕期妇女平衡膳食宝塔。

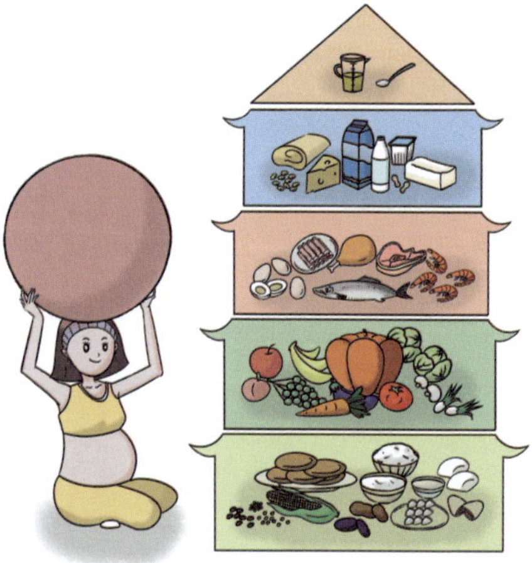

	孕中期	孕晚期
加碘食盐	< 6 克	< 6 克
油	25~30 克	25~30 克
	孕中期	孕晚期
奶类	300~500 克	300~500 克
大豆/坚果	20 克 /10 克	20 克 /10 克
	孕中期	孕晚期
鱼禽蛋肉类	150~200 克	200~250 克
	孕中期	孕晚期
蔬菜类	300~500 克	300~500 克
水果类	200~400 克	200~400 克
	孕中期	孕晚期
谷薯类	275~325 克	300~350 克

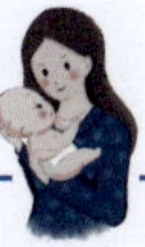

8. 孕期如何自我监测，有哪些要点

孕妇自我健康监测非常重要，要注意监测血压、体重、血糖、胎动、体温等变化，注意有无呼吸道感染症状。

（1）血压：有高血压的孕妇每天测2次血压并记录，并做到遵照医嘱服药；没有高血压的孕妇，每周测2次血压。

（2）体重：妊娠晚期每周体重不超过0.5千克。

（3）血糖：有糖尿病史的孕妇，在家自测血糖，根据医生的指导，控制血糖在正常范围。

（4）胎动：监测胎动关乎胎儿的安危，胎动在妊娠16～20周会感觉到，之后胎动次数逐渐增多，胎动幅度逐渐增大，每个胎儿胎动的规律不一样，孕妇的个人感觉也不一样，但多数以晚上睡前胎动较多。计数胎动可以每天3次，每次1小时，然后乘以4，即是全天的胎动，>12为正常。关键是看规律，看变化，如果胎动明显减少，要及时就医。

（5）远程胎心监护：对于妊娠晚期（32周以后）的孕妇，可以根据当地的情况，购置或到医院联系远程胎心监护，因胎心监护可能出现假阴性或假阳性因此也不宜过度纠结，可以到医院进行随访。

（6）出现鼻塞、咽部不适等轻微症状时，无发热，14天内没有疫情高发地区旅行史、居住史，或新冠肺炎患者密切接触史者，可居家观察，充分休息，每日监测体温并自行观察症状轻重变化，也可联系医生获取帮助。出现发热、乏力、干咳、气促等可疑症状时，不要惊慌，要及时求医，出现发热要去设有发热门诊的助产医疗机构就诊。

（7）出现腹痛、阴道流血、胎动异常、头痛、心慌、血压升高、眼睛模糊等应及时就医。

（8）有分娩征兆时应及时去接产医院。

（9）居家加强自我监测，建议参加网络孕妇学校课程学习。

9. 如何判断妊娠风险程度

妊娠期风险动态变化，产前检查时医生会根据综合情况评估用5种颜色表示不同风险等级，进行分类管理确保母婴安全。孕妇需要关注每次产前检查医生评估的

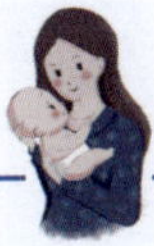

情况做好相应的自我保健。橙色、红色和紫色属于高风险，需要予以特别重视，其中，所有妊娠合并传染性疾病均为紫色，因此妊娠期新冠肺炎就是紫色高风险，出现异常情况，务必按规范要求去指定医院诊治。避免在家拖延时间，耽误救治，威胁生命。

10. 疫情期间是否适合怀孕

疫情期间不建议怀孕。首先，孕妇是易感人群，如果孕妇感染更易出现并发症；其次，虽然目前尚无足够的数据来证实新冠病毒感染有母胎传播的风险，但病毒感染本身可能会对妊娠产生不良影响，如流产、早产、胎儿生长受限、低体重儿等；尤其疫情期间，不规律的生活，焦虑、担忧等不良的情绪，缺乏户外运动等，身心健康均易受到不同程度的影响。

11. 疫情期间如何缓解心理压力

孕产期由于生理因素，加上这一特殊人生阶段个人心理、家庭环境、工作状态和社会关系的变化，很容易产生焦虑和抑郁。新冠肺炎疫情袭来，每个人都难以置身度外，母爱的本能更有保护小生命的责任感，双重压力之下，如何安然度过？秘诀如抗新冠肺炎感染一样，没有特效药，归根到底在于自身的免疫力——心理免疫力，又叫心理韧性、心理承受力。增强心理承受力是长期工程，也有应急法门。

疫情压力下的孕产妇心理调适要诀。

（1）接纳情绪。你为什么会紧张、焦虑？因为怀孕、分娩，本身是人生特殊时期，尤其是初次怀孕没有经验，内心有点慌乱；孩子出生后，不知怎么带，增加了那么多的事，那么多的东西，生活变了样，有些手忙脚乱；家里人多了，家庭人际关系相处的困扰；疫情下的社区隔离措施、担心被传染，又缺乏防护知识，可能还有更多。此时你有紧张、焦虑、恐惧、忧郁，完全可以理解，不必过于担心，大多数人都会有的，这是正常现象。学会接纳自己的情绪，告诉自己，这只是暂时的，现在是特殊时期，没有过不去的坎。

（2）想不如动。压力下乱了方寸，不知怎么做的时候最慌乱。行动起来，可以做的事很多。

- 为自己营造一个舒适的环境，安静、整洁、丰富的居家环境是最适宜的。

- 与家人一起把产后需要的物质和居家生活安排好，是孕期最好的生活内容，也是减轻焦虑的有效方法。

- 按照医生的专业指导，按程序逐一进行。做好防病毒传染的孕期保健，分娩前的准备，产后的休息和喂养准备，按时产检，临产了去医院分娩。没有疫情时该做的，疫情下加上防护也是可行的。

- 家的氛围，需要家庭成员共同营造。温暖、包容、轻松的家庭氛围，家里的事共同商量着做，互相理解，不把外界的、工作时的不良情绪带回家发泄，不仅有利于孕产妇，也有利于每个家庭成员。

（3）心理调适。如果你感觉压力比较大，如果你的紧张心慌持续时间比较久，如果你的情绪让你日夜不安，你该采取些措施来应对了。

避免过分关注：适当屏蔽外界影响心绪的纷乱消息，避免信息过量，尤其需要控制每天“刷”手机的时间。甄别虚假信息，不受谣言蛊惑，尽量关注官方或权威发布的信息，多接受正能量。

保持社会联络：长时间居家，会有与社会脱节的隔离感，容易心生恐慌不安。疫情期间可以通过电话、网络语音或视频的方式与亲友、同事保持联系，相互交流。

保持规律作息睡眠：这不仅是保持身体健康所需，也有助于心理健康。有规律的生活，有计划的生活，可以帮助你获得“掌控感”，从而增加信心，增加心理免疫力。保证午间30分钟，晚上8小时的睡眠时间。

调整好睡眠状况：

- 一定不要熬夜，按时上床、按时起床，不管前晚何时入睡都要按时起床；
- 睡前30分钟不要观看热闹的电视、手机节目等，可以听一些助眠的音乐；
- 每天白天适量运动，夜间运动可能会影响睡眠；
- 拒绝喝酒、咖啡、茶及抽烟，睡前可以喝杯热牛奶或酸奶助眠；
- 如果上床30分钟后，还是睡不着，就起床，做些单调的事情，等有困意后再上床睡觉；
- 如果晚上睡眠不好，白天不要补觉。
- 穴位按摩，百会穴、安眠穴、太阳穴、神门穴、涌泉穴是助眠穴位，每日自行按摩2 ~ 3次，每次顺时针方向和逆时针方向各50圈。

如果经过调整，仍然失眠超过1周，并严重影响到日常工作生活，请咨询专业人员或到专业机构就诊。

适度运动多活动：包括运动，如散步和做操，推荐孕妇操、孕期瑜伽、游泳和产后恢复操；也包括各种有益身心的兴趣活动，如编织、绘画、手工、做家务等。

放松抗压练习：常用的方法有呼吸放松，身体扫描，冥想练习，正念练习等，可以网上搜索练习指导音频，跟着学做。

尝试改变想法：改变一个人认识和看待事情的习惯是长期的事。当有心理困扰时，不妨试着按以下方法调整：

- 防止以偏概全，问自己：我对这件事情的解释是否有偏颇？是否存在其他可能？
- 克制控制欲望，允许事件不按自己的心愿去自然发生，而不强求“我希望……”“我觉得应该……”或“不应该……”；
- 防止夸大，不要听到风就是雨，自己吓自己；
- 力所能及，不强求自己做还不知怎么做，或者做不到的事情，“我应该……”“我要是……就好了”是这类想法的常用句式；
- 如果你来自疫区，如果你需要隔离观察，可能会遇到被人有意回避和疏远的情况，要理解别人回避疏远的不是你这个人，而是具有传染性的病毒，不要把自己和病毒画等号。

寻求专业帮助：如果自我调适有困难，或者经过自我调适难以缓解，应及时寻求专业帮助。可求助的渠道包括心理援助热线、网上心理咨询、专科门诊等。

12. 中医预防调理方法有哪些

新型冠状病毒肺炎属于中医疫病范畴，病因为感受疫戾之气，从古至今中医药在防治瘟疫中颇有成效，如2003年SARA期间，连花清瘟胶囊（颗粒）疗效显著。故中医药的合理运用对防治本次疫情也有一定效果。我国卫生管理部门也要求积极发挥中医药作用，加强中西医结合治疗。

（1）作息规律：应劳逸结合，作息定时有序，保证充足的睡眠时间（7～8小时），尽量不熬夜，早睡早起。

（2）饮食预防：多饮水，多食蔬果，荤素搭配，注意饮食营养均衡，少食生冷、肥腻、煎炸、烧烤及辛辣之品，禁食野味，尽量减少聚餐。

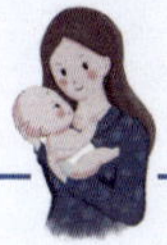

益肺御邪食疗方：

罗汉果茶：

功效：润肺化痰，预防呼吸系统疾病。

材料：罗汉果1/2个、无花果3～5枚、南北杏各12克、雪梨（带皮）2个、橙（带皮）1个、白萝卜（带皮）半个，热重者可加青橄榄5枚。

做法：以上诸味用6～8碗水，中火煎煮30分钟。

用法：代茶水频服用（男女老少皆宜）。

三白固肺汤：

功效：固金补肺，预防呼吸系统疾病。

材料：白萝卜1个（500克左右）切块、白扁豆25克、白果12粒、百合25克、生黄芪10克、黄/黑豆30克、红枣3枚、陈皮1个、生姜3片，可配排骨煲汤。

做法：以上诸味用10碗水，大火煲滚后，中小火煲煮90分钟。

用法：煲汤服用。

注意：药补不如食补。凡药皆有偏胜，应在中医师的指导下合理运用中药材作为药膳。

（3）保持大便通畅：中医认为肺与大肠相表里，大便通畅能使肺脏运行正常，肺气宣达通畅。

（4）调整情绪：注意避免烦闷、暴怒等不良情绪，平和、积极乐观的心态有利于提升自身抵抗力。

（5）运动预防：

经络拍打：

前拍拍、后拍拍，加拍肺经防肺炎。

- 前胸拍打：双手呈空掌，自下而上，交替拍打左右胸部多次。注意手法应轻柔，避免用力过重。
- 后背拍打：双手向后，以双手背自下而上，交替拍打后背多次。如自己拍不到，可让他人用空心掌拍打上背。
- 以一侧手空掌，拍打对侧肺经，分别沿胸口、肩部内侧至前臂内侧（肺经）拍打，可反复对称拍打多次。

推拿颈部穴位及耳朵按摩：

- 以双手轻轻按揉颈部两侧肌肉，并点按风池穴，以宣达颈面气血，有利于祛风散邪。
- 用两手拇指与示（食）指，自上而下捏揉耳郭、耳轮，至耳部感到发热。特别着重以示指指腹，顺时针按摩耳甲（耳朵中央），有促进胸腔（呼吸、心血管系统）及腹腔（消化系统）健康。

（6）起居环境：保持环境洁净卫生，注意随气温变化增减衣物，出门戴口罩，勤洗手。

自制防疫香囊：

以羌活、大黄、香附、柴胡、苍术、细辛、吴茱萸、砂仁等分研磨，放布袋中制成香囊，随身佩带或放置家中。

中药雾化熏蒸：

水煎菊花、罗汉果、甘草后，加醋1匙，放雾化器中雾化，或直接将药液放于室内。可防治感冒、咳嗽、咽痛。

13. 疫情期间可以不去医院做产前检查吗

产前检查的目的在于，早发现、早干预孕产妇风险，预防母儿不良结局发生，这是保障母婴安全的重要举措，千万不能忽视，不可随意不按医嘱接受检查。

当然，医生会根据孕妇的孕周、妊娠风险评估情况等综合判断后进行个性化调整。孕周在早孕期、中孕期，如果没有异常问题，可以在医生的建议下适当的延长到医院的间隔时间，但是有合并症、并发症的孕妇，整个孕期都要按医生要求，严格规律产检。以下检查或服务不建议减少或延迟，停经后首次妊娠时间确定（6～8周）、妊娠14～20周唐氏血清学筛查、妊娠20～24周胎儿大畸形筛查、妊娠24～28周糖耐量检测、妊娠29～32周超声检查和妊娠36周后常规产检。

14. 去医院产检时个人防护需要注意哪些

（1）出门前准备：携带孕妇健康手册等必需资料，尽量做好网上预约或与咨询医生明确是否需要空腹，按时段前往。带好口罩、饮水杯子、纸巾和食品保鲜袋。家门口准备好回家换的物品（外衣、鞋子）和垃圾筒（袋）。

（2）避免乘坐公共交通工具，也可以避开高峰出行，与他人之间尽量保持1米以上的距离，不与他人挤电梯。

（3）进入医院：按医院的管理，进院测体温。需要测血压、抽血和做胎心监护时，尽量与其他人保持1米以上的距离，不多对话闲聊。接触医院门把手、门帘、医生白大衣等医院物品后，尽量及时清洗双手或用免洗

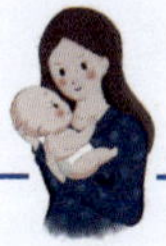

洗手液涂擦。如果不能及时手部消毒，注意不要接触口、鼻、眼。检查结束时咨询医生，明确下一次产检的时间及预约等相关事宜。尽量减少在医院和诊室的停留时间。

（4）回家后：换鞋脱去外套，在阳台或窗户外晾2小时以上。最好摘口罩放进密封袋后扔进垃圾箱。用肥皂或清洁剂一定要按照标准洗手。记得把手机和钥匙等随身用的物品进行消毒。

（5）如有陪同的家庭成员，也须做好相关个人防护。

15. 哪些孕妇需要到发热门诊就诊

（1）如果14天内有新冠肺炎流行重点区域旅行史、居住史或者新冠肺炎患者接触史，体温超过37.3℃，伴有咳嗽、乏力等临床表现。

（2）如果14天内有新冠肺炎流行重点区域旅行史、居住史或者患者接触史，体温正常，但有呼吸短促、胸闷或者经皮氧饱和度下降。

（3）没有新冠肺炎流行重点区域旅行史、居住史或患者接触史，但体温超过38℃者。

16. 发热孕产妇就诊须遵循哪些流程

对于未临产者，如没有宫缩、阴道出血或“见红”、阴道流液等症状者；以及胎动异常、头晕、胸闷或有其他合并症者，建议就近在有发热门诊的助产医疗机构就诊，在排除新冠肺炎可能性同时，以防就诊过程中需要产科会诊。对于有临产先兆者，即出现有腹痛或宫缩、阴道流液流血，建议前往产检医院就诊。如有明确新冠肺炎流行重点地区的旅行或居住史的，则前往就近有发热门诊的助产医疗机构就诊。经医生评估不能排除疑似者，必须转诊至疑似定点产检和分娩医院。

17. 孕妇可以做胸部CT检查吗

胸部CT是新型冠状病毒感染诊断的重要手段之一，建议在做好必要腹部防护措施以及孕妇知情同意下进行。孕妇单次诊断性影像检查暴露的辐射剂量目前尚无造成胎儿畸形、胎儿生长受限或流产等报道。

18. 新型冠状病毒肺炎是否存在母婴垂直传播

孕妇在妊娠期感染新冠病毒，也会患新冠肺炎。关于感染新冠肺炎的孕妇是否会传播给胎儿或新生儿，研究数据非常有限，现有可查证的资料显示，在严密操作程序下，对临床资料、实验室检查及胸部CT结果证实妊娠期新冠肺炎的孕妇，在剖宫产时取材，检测羊水、脐血，以及产后的母乳样本，结果均未查出新型冠状病毒，尽管妊娠期新冠肺炎孕妇的临床资料、实验室检查及胸部CT的结果与非妊娠期患者相似，但从胎儿相关附属物实验室检查的结果来看，没有发现妊娠晚期新冠肺炎导致宫内感染垂直传播的证据。早先国内报道的2例新生儿新冠肺炎的感染病例，1例在出生后有密切接触史，17天后确诊，另1例为出生后不能排除密切接触史，36小时确诊。因此，证实母婴垂直传播的证据不足。

2003年引起SARS的冠状病毒没有发现有母婴垂直传播，推测新冠肺炎也可能相似，尚需继续密切关注，加强母婴随访。

19. 如果确诊，是否可以继续妊娠

医院会根据患者具体情况，包括孕周、疾病严重程度等，综合考虑是否终止妊娠。需注意的是，妊娠早期的发热、持续的高热，对孕早期的胚胎组织还是有一定危害的，需要关注。

20. 临产如何应对

临近预产期，出现见红、下腹痛、腰酸和腹部下坠感等临产症状应及时去接产医院，特别是经产妇不能拖延时间。出现阴道流液时，应避免站立，以免发生脐带脱垂，建议采取左侧卧位或平卧，尽快就医。做好入院分娩的准备，临近预产期前，入院准备的东西不要凌乱放，必带的物品包括身份证（夫妻双方）、保健手册（所有检查报告单）、医保卡、生育服务证原件和复印件，日常所需的物品（2～3天）用箱子收纳好。去医院时注意事项参见去医院产检时个人防护需要注意的事项。

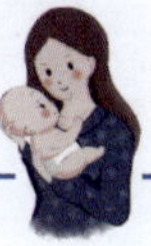

21. 住院期间应如何防护

住院待产的孕产妇每日测量体温，观察有无呼吸道症状。建议24小时全程戴口罩，严格按照要求洗手和消毒；孕产妇及陪同家属应避免到其他病床或其他病房聊天或逗留；避免长时间在医院人流较多的地方逗留，陪同家属相对固定，尽量不外出或减少外出的时间和次数；病房及时开窗通风，每次通风时间30分钟以上（每天3次）；护理新生儿或哺乳前认真洗手，戴好口罩。

22. 产后出院应当注意什么

产妇属于易感人群，分娩期消耗大，产褥期各系统和器官尚未恢复至未孕状态，抵抗力下降。产后出院回家途中，严格做好防护措施。产妇及家属返家后立即更换衣物，及时正确处理用过的口罩或手套。回到家中要婉拒亲朋好友的探望；避免接触有呼吸道感染者以及2周内去过重点地区的人员；照护者尽量固定1～2人；居住房间应温度适宜，每天确保自然通风（开窗通风15～30分钟）2次以上，通风时要注意保暖；毛巾、浴巾、餐具、寝具等生活用品单独使用；营养均衡、睡眠充足、适当运动，保持良好心态。

23. 产后居家发热怎么办

产后居家发热建议去发热门诊就诊，同时请妇产科会诊排除产褥期感染、乳腺炎等产科情况。

24. 如何防止产后抑郁

产后抑郁是由于产时的应激、产后体内激素水平的变化和产后心理、家庭生活和人际关系改变等多重因素影响而产生的情绪改变，轻则只是情绪不好，容易伤心、哭泣，产后数日或数周便会慢慢好转；重则持续数月，症状也不仅仅限于心情不好，而有更多典型抑郁症的表现，此为产后抑郁症。

预防产后抑郁，在于预防和治疗孕期焦虑和抑郁，以及产后的心理调适和社会支持。疫情期间，有2个新增加的危险因素，需要防范。

（1）有了宝宝，特别害怕被传染。虽然宝宝在家，可家人总要出门办事，所以产妇会焦虑，这种焦虑会增加产后抑郁的风险。调节方法参见“疫情期间如何缓解心理压力”。

（2）家人都居家防传染，家庭成员间的接触增加，陪伴和交流增加，照顾和支持增加，这有利于预防产后抑郁；同时，也有可能增加摩擦和矛盾，造成关系紧张，有可能成为产后抑郁的危险因素。

营造良好家庭氛围的建议：

（1）安静：可以有短时间的热闹，但一定不能总是闹哄哄的，手机、电视、说话，都放低音量。

（2）整洁：家里乱，心情也容易烦乱。

（3）定位：责任分担，尤其是夫妻不能缺位，不能把照顾孩子的事情都理所当然地交给长辈。长辈也要明白，自己只是来提供帮助的，不能越俎代庖，不能以爱的名义变相剥夺孩子父母的权力。

（4）分工：家务分担，家庭成员扬长避短，各尽所能，尊重彼此的付出。

（5）商量：家长替子女拿主意，家里的事由父母自作主张，那不是照顾，这是不尊重。平等相处多沟通，尊重家庭成员的意见，通过商量来达成共识，或求同存异。

25. 新型冠状病毒肺炎流行期间产后可以去月子中心吗

是可以去的，但是居家休养比去月子中心更安全。无论在哪，需要注意控制产后探望来访的亲友数量，注意避免人群聚集带来的感染风险。做好产妇与新生儿的保护。

26. 产后月子餐应注意哪些

产后6周俗称“坐月子”，月子餐的重要性在于帮助产妇尽快恢复体力，促进身体恢复。不要先想着减肥恢复身材，应当先把身体调理好才是最重要的，当然也不能过度营养。新冠肺炎疫情流行期间，应当适当增加深色蔬菜、抗氧化食品等的摄入，同时也注意以下几方面。

（1）宜高蛋白低脂肪：产时体力消耗大还有产后或多或少的出血，需及时补充高蛋白，如蛋鱼瘦肉、禽类、豆制品、奶制品。

（2）宜清淡低盐忌油腻煎炸：少油，能水煮的尽量

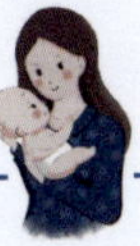

不用油炒；能炒着吃尽量不煎炸；适当补充盐分，不吃腌制食品，特别是孕产期有高血压的更要注意少盐饮食。

（3）宜水分充足忌过甜：可以喝一些鲫鱼汤、猪蹄汤、排骨汤、红枣汤、银耳汤、牛奶等；避免过甜的食品与含气体饮料，如奶油、蛋糕、雪碧、可乐等，这些食物易胀气造成消化不良。

（4）宜多纤维素忌酒咖啡：多食纤维素食物，如麦片、薯类等粗粮、蔬菜类，增加食欲改善便秘。禁喝咖啡、酒水。

（5）宜高钙忌辛辣过凉：食高钙食品，促进宝宝牙齿和骨骼生长发育。尽量不食辛辣如辣椒、茴香、八角等。冬天水果等凉食可以适当加热后食用。

（6）宜少食多顿：产后消化功能减弱，尤其是产后1周内，建议少食多餐。还有母乳喂养消耗大，产妇要加餐每天可以吃到5顿，除三餐，早晚各加1次点心。

27. 产后42天检查怎么办

疫情期间产妇如没有特殊情况，产后42天检查可以适当推迟。如果出现恶露不干净、乳腺肿痛、会阴或剖宫产手术切口愈合不良等情况，建议去接产医院检查。

28. 盆底康复可以延后吗

盆底康复是预防产后盆底功能障碍的一项措施，产妇产后身体有自身复原和恢复过程，是否需要康复需要专业评估而定，一般产后42天内，不进行器械辅助盆底康复，可以通过自行适应性盆底肌锻炼促进产后盆底功能恢复，如凯格尔训练法。产后42天盆底康复是应该做的。疫情期间经专业评估没有盆底功能障碍（如尿潴留）可以延迟产后康复时间。

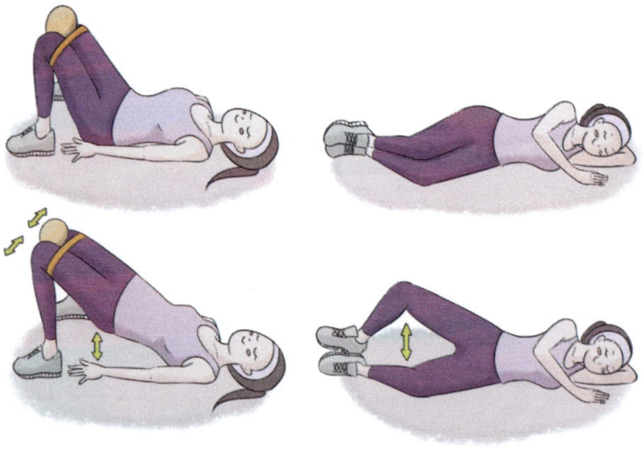

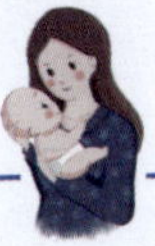

29. 新型冠状病毒肺炎的产妇产后应注意哪些

（1）隔离诊治：新冠肺炎产妇应在定点机构隔离诊治，未愈前，新生儿不能母乳喂养。

（2）治愈后防护：根据专家建议，新冠肺炎产妇治愈回家以后，仍然需要注意防护，避免探视。隔离14天以后，经医生评估确定是否继续母乳喂养。

（3）加强康复：初期可以在家做一些适当活动，避免长时间卧床，以防深静脉血栓形成，循序渐进增加一定的活动量，逐步增强心肺功能的恢复和肌肉力量的锻炼。

其他建议参见产后出院注意事项。

30. 出生医学证明如何办理

在疫情防控期间，建议家长预约错峰办理，办理出生医学证明首签时，及时与分娩医院进行联系，并带好相关有效身份证件。

婴儿防护与保健

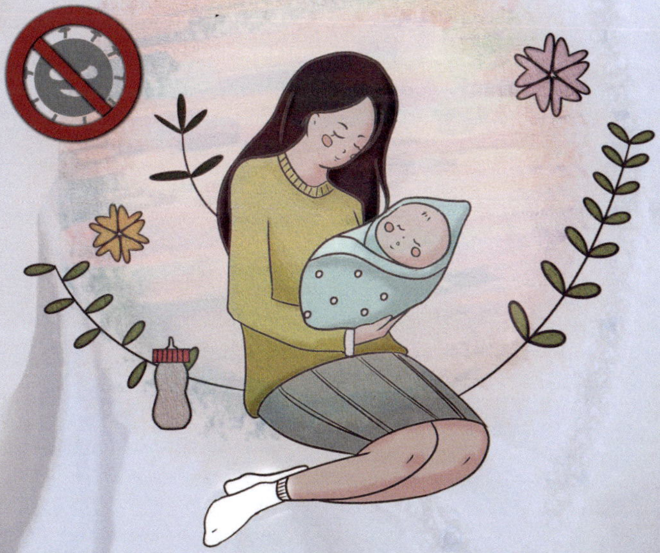

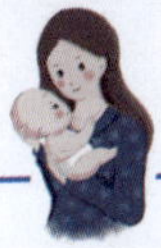

1. 母乳喂养有哪些注意点

由于母乳能满足6个月内婴儿的全部营养需求并同时对婴儿提供无可替代的免疫保护，疫情流行期间，不管是刚刚分娩的母亲还是处于哺乳期的母亲，只要母亲健康，应该将母乳喂养作为首选的新生儿喂养方式，喂养过程中，应该注意下列几点。

（1）顺应喂养：母乳是宝宝出生后的第一需要，也是母亲应尽的责任。乳房属于供需器官，会根据孩子的需要，提供充足“粮食”。妈妈应掌握正确有效的喂养方法，学会识别和回应婴儿需要进食的迹象，按照婴儿需求进行顺应喂养，也就是母亲奶胀了，宝宝需要了就喂，不计较时间。

（2）遇到母乳喂养的问题，可以利用网络线上或电话咨询：当发生乳头皲裂、乳房肿胀、乳量不足等问题时，首选线上或电话咨询。调整正确的喂奶姿势、解决频繁吸乳等问题不难，可以选择线上咨询。遇有发热、乳房局部有压痛、硬结等自己无法处理的症状，应当去正规医院预约就诊，就诊时做好自我防护。

（3）注意哺乳时卫生：哺乳前母亲需正确有效洗手，

哺乳用品如内衣、乳盾、奶杯等应单独清洁消毒。母亲及婴儿的衣物床品毛巾等专用，并经常更换，保持清洁干燥。

（4）母婴分离时：若婴儿因早产、生病等原因住院或母亲因其他因素无法亲喂时，母亲应通过挤奶、泵奶等方式收集母乳并妥善储存转运，实现安全母乳喂养，在此过程中，做好吸奶器、储奶瓶、奶杯等工具的清洁消毒，并用冷藏罐冷链运输，多余的母乳应放在冷冻区保存。

（5）母亲身体不适时：如果14天内没有到过新冠肺炎流行重点区域旅行史、不是在疫情地居住，没有新冠肺炎患者接触史，无发热。当母亲出现鼻塞、咽部不适等类似感冒症状，可继续母乳喂养，但应在哺乳前严格洗手并在哺乳期间戴口罩。每日监测体温并自行观察症状轻重变化，出现可疑症状时及时就医。个别低度发热母亲与初期泌乳，充血期有关，需要频繁吸吮，乳汁移出后，体温可以下降。

（6）若母亲为疑似病例、确诊病例和确诊后未痊愈者：暂停母乳喂养，直至治愈。隔离及治疗期间：疾病治愈后再隔离14天，若病情及医生允许，经检查无异常，

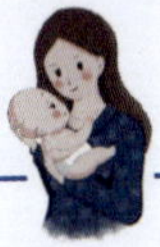

母亲一般情况稳定可通过挤奶和泵奶等方式维持泌乳。

2. 疫情期间婴儿居家营养保健要注意哪些要点

（1）在生长发育无明显异常的情况下，建议尽量延长婴儿纯母乳喂养时间。足月儿无特殊情况者应在6月龄开始添加辅食（具体参考《世界卫生组织和中国营养学会辅食指南》），奶量保持在600～800毫升/天以上。疫情流行期间因儿童保健门诊停诊导致6月龄未进行贫血筛查的婴儿，或体检时诊断为轻度缺血性贫血的婴儿建议在充分补充含铁丰富辅食（蛋黄、肝脏、瘦肉等）的情况下，在疫情结束后尽早到儿童保健门诊复查。婴儿体重可在家中采用普通称重仪进行测试（身长居家测量可能误差较大），发现体重不增，存在喂养困难者可先通过线上咨询，询问医生后再采取下一步措施。

注意：给婴儿喂辅食时不要用嘴巴吹气的方式让食物变冷再喂食。

（2）对于胎龄小的早产儿，尤其是在矫正胎龄3个月内是营养干预的重要时期（如添加母乳强化剂或早产儿配方奶粉等），更需要医生做详细的生长发育评估和个性化的指导，建议通过线上专家咨询获取一定指导，疫情结束后及早到高危儿门诊随访。此外，如患有中重度缺血性贫血和其他儿科疾病症状者建议在充分做好防护的情况下到儿科门诊就诊。

3. 维生素D_3何时开始补充，疫情期间有何注意点

根据世界卫生组织的建议，婴儿应在出生后尽早补充维生素D_3（或者维生素AD），足月儿一般为400 IU/天，而早产、出生低体重、小于胎龄儿3个月应补充800 IU/天。值得注意的是，疫情期间由于户外活动的缺乏（紫外线直接照射的机会减少），容易导致皮肤光照合成的维生素D_3的来源不足，因此家长更需要重视维生素D_3或者AD的补充，不可遗漏或遗忘，婴儿出现多汗、频繁夜醒、夜惊等症状时应及时线上咨询。

4. 婴儿居家环境需要注意哪些方面

房间要暖和、舒适，每天确保自然通风（开窗通风15～30分钟）2次以上，通风时要注意保暖，有条件的

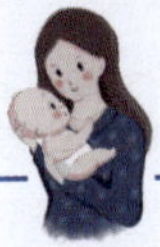

家庭每天可定时开启空气净化器等设备。房间里面必备物品：带盖垃圾筒、密封垃圾袋、不透水纸巾、消毒湿巾纸、尿不湿、水瓶等日常用品。洗澡卫浴最好专用，因地制宜，减少公用。

保持房间环境干净整洁，有条件的家庭每天可用酒精擦拭物表1次。保持地面清洁干燥，不要有潮湿的角落，避免病毒、细菌滋生，如果家庭备有84消毒液，可按照说明书方法进行配置后，每天拖地1～2次。买回来的物品可以84消毒液进行二次消毒。注意，84消毒液不能和洁厕灵混合使用。

5. 婴儿居家照顾需要注意什么

（1）谢绝亲友探视母婴，不与有呼吸道感染症状的人接触。可通过电话、视频等方式联系沟通，降低感染风险。

（2）由于婴儿与外界的接触相对少，主要途径是以家长为“媒介”造成的传播。家长除做好一般的防护工作外，疫情期间建议戴口罩哺喂，尽量减少面对面，口鼻接触式的逗引。不要对着孩子打喷嚏、咳嗽，打喷嚏时可用纸巾等掩住口鼻，并且马上丢弃到婴儿接触不到的地方。从外地（尤其是疫情流行重点地区）归来的保姆或其他带养人，应遵照规定单独隔离14天以上才能接触婴儿。

注意点：戴口罩是减少飞沫传播的主要方法，但1岁以内婴儿不适宜戴口罩。最好方法仍是避免外出，减少与家庭成员以外的人接触。特殊情况下须外出者，可提前进行一定的适应性训练，在其安静配合时进行尝试性佩戴，外出时可同时佩戴连指手套，减少自行抓掉口罩的机会。

（3）家长外出回家后尽量更换衣服、鞋子，清洗手、脸等部位后才能接触婴儿，加强手机、钥匙等频繁使用的随身物品的清洁消毒，尽量不要用钥匙作为逗引的婴儿的“玩具”。除了常规物体表面消毒外，对于喜欢吃手的婴儿，应适当增加其手部清洗消毒的次数。

注意点：疫情期间请把家中备有的消毒药品（水）尽量放置在孩子接触不到的地方。

（4）应加强婴儿玩具、奶具、餐具和辅食加工器具及其他洗漱用品的消毒。

（5）家长应加强厕所的消毒清洗以及如厕后的手部

清洗工作。

6. 婴儿居家运动和感官训练怎么做

密切观察婴儿日常活动中是否达到“二抬，四翻，六会坐；七滚，八爬，十二走”等运动发育里程（具体参考世界卫生组织多中心发育参考值研究的运动发育数据）。对于无特殊情况的足月儿，家长可遵循上述规律，在不同月龄增强相应的运动训练。如果发现婴儿运动发育存在延迟的情况，疫情期间可先线上咨询儿保或康复专家。此外，婴儿出生后是通过从外部世界中获取信息促进其感官发展，而疫情期间接触户外环境的机会明显减少，需要家长充分利用有限的居家空间，通过增加颜色丰富的玩具，播放柔和的音乐以及与婴儿的互动交流，来增加婴儿的感觉刺激。

注意点：对于发育里程存在严重落后的婴儿（如6月龄不会翻身，8月龄不会独坐，18月龄仍不能独立行走）或肌张力异常等情况，或存在脑损伤相关病史的高危儿，建议及早咨询专业医生，必要时在充分做好防护的情况下到儿保或康复科门诊就诊。

7. 疫情流行期间婴儿的心理行为保健有哪些

婴儿的心理行为状态也可能因家长紧张情绪而变得焦虑，如因各类原因被隔离导致的带养人更换以及带养节律改变（无户外活动）受到影响，可表现为哭吵增多、进食减少、睡眠质量变差等。建议家长本身要保持乐观开朗的情绪，不要在孩子面前表现出激烈的情绪反应，保持规律的生活节奏，尤其婴儿6月龄后进食可逐步定时定量。尽早培养婴儿昼夜睡眠的习惯，白天孩子入睡时也可拉开窗帘，不必使房间太安静，家长居家也要保持规律（夜间尽量和孩子同步）的作息时间，减少婴儿入睡后的声、光的刺激。

8. 疫情流行期间婴儿出现哪些症状需要及时就诊

非常时期，婴幼儿应尽量减少外出，尤其少去医院等人多的地方。但有以下情况时，应去医院就诊。

（1）体温应保持在36～37℃，体温如下降到35℃以下，或上升到37.5℃以上，应采取相应措施后观察一段时间如无改变前往医院检查。

（2）注意保持皮肤清洁干燥，可每天洗澡1次，尤

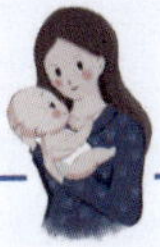

其注意皮肤皱褶处，如颈、腋下、腹股沟等；加强脐部的护理，预防脐炎；每次大便后用温开水清洗臀部，防止红臀；如发现皮肤颜色发灰、黄疸、皮疹、硬肿、脐炎要及时就医。

（3）如婴儿有咳嗽、吐白沫、呼吸急促、青紫等表现应立即就诊。

（4）如婴儿出现吃奶情况改变，如呛咳、呕吐、腹胀、腹泻以及大便性状改变，应及时就诊。

（5）家长要多观察孩子的精神状况，如表情、吃奶、睡眠等。如出现精神反应差，吃奶差，奶量骤减、反复呕吐、脸色蜡黄、哭声很弱、突然腹胀、痉挛抽搐等症状时须立即就诊。

（6）出生时胎龄不足34周，出生体重不足2千克的早产儿，按出院医嘱，按时去眼科进行早产儿视网膜病的筛查。

9. 如何观察新生儿黄疸，是否有必要及时就诊

新生儿如果出现面部和躯干皮肤变黄，尤其是巩膜（眼白）发黄，手、足心均黄，大便颜色变淡等情况应

尽早去医院就诊。

10. 婴儿出现发热、咳嗽，如何区别感冒还是新型冠状病毒肺炎

新冠肺炎的部分症状可与普通感冒类似：如发热、干咳，也有症状不明显病例，或者表现为其他系统症状如消化系统、心血管系统、神经系统、眼科症状等，尤其是新生儿、婴儿症状可能更不典型，可出现拒奶、呕吐、反复哭闹，或哭声弱嗜睡等。但与普通感冒不同的是，呼吸困难和腹泻等症状可逐渐加重，婴儿或新生儿甚至可表现为张口呼吸、喘息、鼻翼翕动，点头呼吸等。建议疫情期间，新生儿一旦有发热和上呼吸道症状均应及时到定点发热门诊儿童专科医院就诊。

11. 怎样做好婴儿就医时的防护

（1）选择邻近的医院（最好是儿童专科医院）就诊，向医生如实提供病史，尤其是与疑似患者接触，只有当医生了解孩子生病的过程、体质、健康状况等，才能更

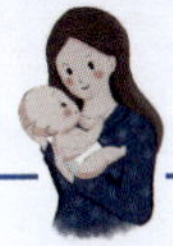

快更准确地进行诊断。

（2）婴儿不适宜佩戴口罩，家长应主动佩戴口罩同时需要特别注意保护孩子。

（3）婴儿外出就医时，避免到人员密集和空间密闭的场所，减少乘坐公共交通工具，提倡个人交通出行。家长可以随身带一些含有酒精类的消毒产品供自己和宝宝消毒使用。

（4）就医回家后，家长和婴儿都要洗手更衣，养成良好的卫生习惯。

12. 婴儿与疑似患者接触了怎么办

（1）家庭观察：每天早晚各测体温1次，并记录在册，记录喂养及呼吸情况。若出现发热或反应及吃奶差、气促等症状，应立即到具备新冠肺炎防控的定点儿童专科医院就诊。

（2）家庭物品消毒：台面、婴儿床等新生儿日常可能接触使用的物品表面，用含有效氯250～500毫克/升的含氯消毒剂或84消毒液擦拭，然后用清水洗净，每天至少1次；地面每天用同样的含氯消毒剂或84消毒液进行湿式拖地；日常的织物（如毛巾、衣物、被罩等）用此含氯消毒剂或84消毒液浸泡1小时，或煮沸15分钟消毒。消毒后，应当充分通风，84消毒液与洁厕灵不能混合使用，以免产生有毒气体。

（3）保持居室通风，生活用品实行专人专用，单独洗涤消毒处理。准备套有塑料袋并加盖的专用垃圾筒。用过的纸巾、尿片等放置到专用垃圾筒，每天清理，清理前用含有效氯250～500毫克/升的含氯消毒剂或84消毒液喷洒或浇洒垃圾至完全湿润，然后扎紧塑料袋口。

（4）婴儿护理者或家庭其他成员出现可疑新冠肺炎感染症状，需立即与婴儿隔离，应及时去医院检测排查，一旦确诊，新生儿需立即到具备新冠肺炎防控能力的定点儿童专科医院就诊并隔离。

13. 疫情期间产后42天婴儿检查以及保健门诊是否需要延后

疫情期间无特殊情况的足月儿可与母亲相同，推迟产后42天（或当地规定的产后检查时间）以及儿童保健门诊的检查。胎龄或出生体重较小的高危儿，有特殊畸形、黄疸、出现湿疹、便血等严重过敏表现、体重不增和喂养困难表现严重或有其他症状者建议到相应儿科门诊就诊。

14. 疫情期间预防接种可以延后吗

各国免疫接种数据显示疫苗延迟接种并非罕见现象。对于疫苗的短期延迟研究结果显示，在一定时限内延迟疫苗接种时间对疫苗安全性和有效性的影响有限，但不建议延迟新生儿首剂乙肝疫苗和卡介苗的接种时间；其他可以等疫情过后，接种条件恢复后及时进行补种。

注意点：如遇外伤或宠物咬伤等情况，应尽快接种破伤风或狂犬病疫苗等，不能延迟接种。

15. 哪些婴儿需要排查新型冠状病毒感染

产妇为新冠肺炎的确诊或疑似病例；婴儿或其密切接触者发病前14天内有重点疫区旅行史或居住史；发病前14天内曾接触过来自重点疫区的人员；有聚集性发病接触史或与新冠病毒感染者有流行病学关联的婴儿要排查是否存在新冠病毒感染。

参考资料

[1] https://www.thelancet.com/journals/lancet/article/PIIS0140-6736(20)30360-3/fulltext

[2] 中华流行病学杂志，2020，41（2）：139-144. DOI:10.3760/cma.j.issn.0254-6450.2020.02.002

[3]《新型冠状病毒感染的肺炎诊疗方案（试行第六版）》，国家卫生健康委与国家中医药管理局，2020年2月

[4]《关于做好儿童和孕产妇新型冠状病毒感染的肺炎疫情防控工作的通知》，国务院应对新型冠状病毒感染的肺炎疫情联防联控机制发2020［17］号文，2020年2月2日

[5]《关于加强新型冠状病毒肺炎疫情防控期间孕产妇疾病救治与安全助产工作的通知》，国务院应对新型冠状病毒感染的肺炎疫情联防联控机制发2020［25］号文，2020年2月8日

[6]《上海市卫生和计划生育委员会关于本市助产医疗机构设立产科安全办公室的通知》，上海市卫生和计划生育委员会，2013年8月

[7] 世界卫生组织–婴儿补充维生素.https://www.who.int/elena/titles/bbc/vitamind_infants/en/

[8] World Health Organization:Guidelines for home care and contact management for suspected nCoV infections

[9] 世界卫生组织–6 ～ 24个月非母乳喂养婴儿的喂养指导原则.https://www.who.int/maternal_child_adolescent/documents/9241593431/en/

[10] 世界卫生组织–母乳喂养婴儿补充喂养指导原则.https://www.who.int/maternal_child_adolescent/documents/a85622/en

[11] 央广网.湖北省儿童医学中心发布新生儿、儿童新型冠状病毒感染防控措施[EB/OL].http://www.cnr.cn/hubei/yuanchuang/20200127/t20200127_524951164. shtml?from=timeline&isappinstalled=0,2020–01–27/2020–02–12

劳动保障政策类

农村社会保障政策问答系列丛书

新型农村合作医疗政策问答

主　编　赵　曼
副主编　顾永红

中国人事出版社
中国劳动社会保障出版社

图书在版编目(CIP)数据

新型农村合作医疗政策问答/赵曼主编. —北京：中国人事出版社，中国劳动社会保障出版社，2010

ISBN 978-7-80189-992-7

Ⅰ. ①新… Ⅱ. ①赵… Ⅲ. ①农村－合作医疗－医疗保险－财政政策－中国－问答 Ⅳ. ①F842.684－44

中国版本图书馆 CIP 数据核字(2010)第 170690 号

中国人事出版社

中国劳动社会保障出版社出版发行

（北京市惠新东街 1 号 邮政编码：100029）

出 版 人：张梦欣

*

北京金明盛印刷有限公司印刷装订 新华书店经销

787 毫米×1092 毫米 32 开本 6 印张 123 千字

2010 年 8 月第 1 版 2012 年 6 月第 4 次印刷

定价：14.00 元

读者服务部电话：010 - 64929211/64921644/84643933

发行部电话：010 - 64961894

出版社网址：http：//www.class.com.cn

前　言

党的十六大以来，中央多次强调要更多地关注农村，关心农民，支持农业，把农业、农村、农民问题作为全党工作的重中之重。十七届三中全会通过的《中共中央关于推进农村改革发展若干重大问题的决定》确定了2020年之前农村改革的若干重大任务，其中之一是统筹城乡基础设施建设和公共服务，全面提高财政保障农村公共事业水平，逐步建立城乡统一的公共服务制度，打破城乡二元体制。实现这项任务的关键措施就是：建立与城市社会保障制度有效衔接的农村社会保障体系，“使广大农民学有所教、劳有所得、病有所医、老有所养、住有所居”。

目前，我国本着“广覆盖、保基本、多层次、可持续”的原则，逐步建设覆盖全体农民的农村社会保障体系。新型农村合作医疗实现了基本覆盖全国农村居民，新型农村社会养老保险也在扩大试点范围，将在2020年实现全覆盖，各地也陆续出台了被征地农民的社会保障等系列政策，农民工参加城镇职工社会保险已经不是问题，并可以转移接续，还可以与新农保、新农合相衔接。

“养儿难防老，养老靠农保”，“年轻入农保，夕阳无限好”，走进农村，随处都可以看到这样的标语。社会保障不仅实现了广大农民的老有所养、病有所医，同时也改变了几千年来农村“养儿防老”思想观念，从而改变了农民的生活习惯、生产方式，乃至农村社会结构，有助于推动建设“生产发展、生活宽裕、乡风文明、村容整洁、管理民主”的社会主义新农村。

为了帮助广大农民朋友掌握各项社会保障政策、了解社会保障基本知识，提高参保的积极性、主动性，我们邀请了社会保障实务工作者、专业研究人员，编写了这套农村社会保障政策问答系列丛书。本系列丛书结合最新农村劳动和社会保障政策，介绍农民朋友最关心的劳动和社会保障法律政策问题，内容涵盖新农保、新农合及被征地农民社会保障等。同时，考虑到社会保障在本质上就是社会成员为免于困顿的社会互助，并没有否认个人生活自理和自助，广大农民积极参与社会生产生活，主动学习相关法律政策知识，正确处理婚姻家庭关系，用法律维护自身的经济社会权利，维持作为社会成员的体面尊严，避免被“甩出社会结构之外”，这是农村社会保障可持续发展的必然要求，也是社会保障的应有之义。基于这样的考虑，本系列丛书还涉及了农村婚姻家庭、未成年子女教育、土地承包和生产经营方面的内容。

本系列丛书采用问答的形式，语言通俗易懂，对于法律政策的解读深入浅出、准确到位，又避免了“法言法语”的艰深枯燥。本系列丛书可供各地农家书屋选用配备，作为广大农民朋友了解相关政策法律的简明知识读本，也是广大农村基层干部依法开展工作、宣传政策的好帮手。

目　录

一、新型农村合作医疗的基础知识

1. 什么是新型农村合作医疗?

新型农村合作医疗制度是一种政府组织、引导、支持，农民自愿参加，个人、集体和政府多方筹资，以大病统筹为主，以小病补偿为辅的农民医疗互助共济的医疗保障制度。

2. 为什么要在农村推行新型农村合作医疗制度?

(1) 农民因病致贫、因病返贫成为突出的社会问题。通过改革与发展，广大农民温饱问题已经基本解决，但由于缺乏有效的健康保障制度，农民看病难和因病致贫、因病返贫的现象成为突出的社会问题。

(2) 我国城乡统一的社会保险制度正在推进过程中，在短时期内难以覆盖到所有农村地区。

(3) 推进与社会经济相适应的互助共济式的初级医疗保障。不从制度上解决农民的健康保障问题，没有体现卫生服务的公平性和可及性，很大程度上也将影响和制约农民脱贫致富奔小康的进程。

(4) 把缩小城乡居民健康差距作为缩小城乡差别的着力点。

2002 年 10 月，中共中央、国务院《关于进一步加强农村卫生工作的决定》（中发［2002］13 号）明确提出，在我国农村建立和完善农村合作医疗制度和医疗救助制度，到 2010 年，新型农村合作医疗要基本覆盖农村居民。

3. 农民参加新型农村合作医疗有什么好处？

“天有不测风云，人有旦夕祸福”。人难免不得病。据专家研究，农民医疗费用如达到个人年收入的70%，就可能因病致贫。农民中有一句话：“不怕穷，就怕病。”如果一个家庭有一人得了大病，就可能拖累全家，对生产生活造成影响。农村流传这样一句顺口溜：“大病一场，大白猪白养；住院一回，积蓄全没。”

农民参加合作医疗，首先是个人得益。从最低标准看，一年缴10元钱，如果一旦得病，最高补偿可达到两三千元，是个人缴费的两三百倍，即使10年患一次病，也值得参加。如果仍有较大困难，还可以申请医疗救助。其次，新型农村合作医疗有政府扶持，政府支持的资金超过农民个人的出资，如果农民不参加，也是一种损失。最后，即使自己不得病，也等于帮助了乡亲，做了一件善事，今后自己有病，还有机会补偿。如果一生不得病也不吃亏，这是最大的福气，是最合算的。

专栏1—1　参加新型农村合作医疗制度宣传歌

阳光照大地，政策惠万家。参加新农合，医疗有保障。
个人交得少，政府补得多，特殊困难户，民政局资助。
参加新农合，看病有补助，家庭负担轻，健康有保障。
听听同村的，看看领钱的，算算经济账，怎么都划算，
早参早受益，不参没法补，政策真正好，大家来参保。

4. 新型农村合作医疗“新”在哪里？

新型农村合作医疗是针对传统农村合作医疗而言。它

是对传统农村合作医疗的继承与发展。

新型农村合作医疗与传统农村合作医疗都具有互助共济的性质，它们是为了共同抵御疾病风险而建立的一种医疗互助共济制度。

新型农村合作医疗“新”在以下几个方面：

（1）政府加大财政支持力度。强调政府资助、个人缴费、集体扶持相结合的筹资机制。

（2）大病统筹为主，兼顾受益面。个人缴费与各地经济水平和群众心理承受能力相适应，重点放在解决农民因患大病而导致的贫困问题上，保障水平明显提高。

（3）提高统筹层次。以县为单位统筹，增强抗风险和监管能力。

（4）农民自愿参加。赋予农民知情、监管的权利，确保制度公开、公平和公正。

（5）组织协调机构、经办机构和监督管理机构。由政府负责和指导，加强领导、管理和监督，克服管理松散、粗放造成的不足。

（6）建立医疗救助制度。新型农村合作医疗和医疗救助制度的有效衔接，照顾到了农村弱势人群的特殊情况，能够更好地缓解农民看病贵的现象。

5. 新型农村合作医疗与传统合作医疗有什么差异？

新型农村合作医疗与传统合作医疗相比，主要体现在各级政府财政资助、全县统筹、设立专门机构管理，强调农民的参与权、知情权和监管权，同时建立了医疗救助制度等方面。新型农村合作医疗与传统合作医疗的主要差异如下表所示。

新型农村合作医疗与传统合作医疗的差异点

项目	新型农村合作医疗	传统农村合作医疗
补偿模式	主要补助大额医疗费用或住院医疗费用； 有条件的地方，可实行大额医疗费用补助与小额医疗费用补助相结合的方法	福利型："保小病不保大病"； 风险型："保大病不保小病"，主要解决农民因病致贫的问题； 风险福利型：既保大病又保小病
举办层次	以县（市）为单位进行统筹	多为村办村管、村办乡管、少数为乡办乡管
筹资与基金管理	个人缴费、集体扶持和政府资助相结合； 农民个人缴纳数额年人均不低于10元； 有条件的乡村集体经济组织应对本地新型农村合作医疗制度给予适当扶持； 地方政府每年给参加新型农村合作医疗的农民每人不少于10元的补助； 中央财政（中西部参加新型农村合作医疗的农民每人不少于10元）； 农民为参加新型农村合作医疗、抵御疾病风险而履行的缴费义务不能视为增加农民负担； 按照以收定支、收支平衡和公开、公平、公正原则进行管理，在银行专户存储，封闭运行	以个人缴费为主，集体扶持，政府适当支持； 政府各部门政策不协调，部分地方将农民参加合作医疗所缴费用视为增加农民负担； 以收定支，收支平衡，略有节余，专款专用
管理模式	契约合同关系	行政关系

续表

项目	新型农村合作医疗	传统农村合作医疗
管理体制	省、地级成立相关部门组成新型农村合作医疗协调小组； 县级成立新型农村合作医疗管理委员会，下设经办机构，乡镇可设立派出机构（人员）或委托有关机构管理，其人员和工作经费列入同级财政预算； 管理者与服务提供者分立	对管理组织的设置没有明确要求； 管理者与服务提供者多为一体
监督体制	强调农民的参与权、知情权和监督权； 县级成立由有关部门和农民代表参加的监督委员会，县级新型农村合作医疗委员会定期向监督委员会和同级人大报告工作； 审计部门定期对基金收支和管理进行审计； 经办机构定期向社会发布基金使用情况	缺乏监督机制，农民很少能参与监督和管理
医疗救助制度	由民政部门配套建立	没有建立

6. 新型农村合作医疗具有什么性质?

（1）社会医疗保险的性质。从筹资与补偿来看，新型农村合作医疗具有社会医疗保险的性质，是社会医疗保险的初级阶段，也是一种初级的农村健康保障制度，是政府行为，不以赢利为目的，具有福利性。

（2）社区互助性质。建立在农民自愿互利、互助共济基础之上的，是一种社区互助性质的医疗保障形式，它不是福利救济（民政），因为它要参与才能享受，且在参与对象面前人人平等（这有点像保险），不分贫富。

（3）农村医疗保障制度的初级阶段。不完全像社会保障，不带强制性，是自愿参合。所以是一个新生事物，是农村医疗保障制度的初级阶段，具有多重性。

7. 新型农村合作医疗在社会保障体系中如何定位?

新型农村合作医疗属社会保障制度的范畴，与城镇职工基本医疗保险、城镇居民基本医疗保险一起组成我国公民基本的医疗保障制度。它是新时期农村卫生工作的重要内容，对提高农民健康水平、促进农村经济发展，维护社会稳定具有重要的意义。社会保障体系如图 1—1 所示。

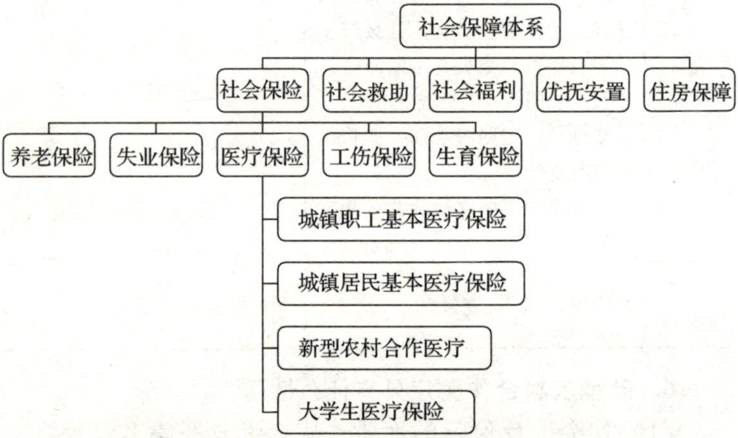

图 1—1 社会保障体系构成

8. 实施新型农村合作医疗的目的是什么?

实行新型农村合作医疗制度的根本目的，是要为农民建立起一种基本医疗保障机制，帮助农民减轻医药费用负担，使农民群众能及时享有基本医疗保健服务，缓解因病致贫和因病返贫。

9. 新型农村合作医疗服务的可及性、可行性以及公平性主要指什么?

服务的可及性，是指农村三级医疗卫生保健网的规模、覆盖率水平（病床数、技术等级的医生人数)、儿童计划免疫疫苗接种率等。服务的可及性与服务网络的功能、布局和农民群众购买、利用服务的能力密切相关。

医疗服务的可行性及公平性强调农村医疗卫生服务的价格与农民支付能力之间的对比，主要指标有基本医疗卫生设施和机构的分地区覆盖率。可行性与公平性要求规范医药机构的行为，遏制医药价格上涨，并通过多渠道筹集资金，构建农村医疗保障制度等收入再分配措施，使低收入农民有能力购买或直接消费这些基本的医疗卫生服务。

10. 实施新型农村合作医疗于国于民有什么好处?

（1）全面建设小康社会和建设社会主义新农村的重要内容;

（2）实践科学发展、构建和谐社会、为民办实事的具体行动;

（3）解决农业、农村、农民问题的重要途径;

（4）统筹城乡、区域、经济社会协调发展的重大举措;

（5）社会保障、基本医疗保障的重要组成部分;

（6）缓解农村居民因病返贫、因病致贫的有效措施。

11. 实施新型农村合作医疗的基本原则是什么?

新型农村合作医疗的基本原则是：自愿参加、以户为单位、多方筹资、大病统筹、预防为主。

（1）自愿参加。是指农民可以按照自己的意愿决定是否加入新型农村合作医疗。新型农村合作医疗与城镇职工医疗保险不同，农民参加合作医疗是以自愿为原则的，不是法定的义务，不会硬性要求农民参加，也不可能硬性要求集体为农民出钱参加，这是由我国目前农村经济发展水平所决定的。允许农民自愿参加，就不会人为地加重农民的负担，避免把好事办成坏事。

（2）以户为单位。新型农村合作医疗具有互助共济的性质，靠大家的钱帮助少数患者和家庭困难者，因此，要求农民以户为单位参加合作医疗。如果不以户为单位就会出现老弱病残者参加、身体健康者不参加的情况，难以发挥合作医疗互助共济的作用。

（3）多方筹资。是指实行农民个人缴费、集体扶持和政府资助相结合的筹资机制。农民是新型农村合作医疗的直接受益者，有责任为自己的健康进行必要的投资，因此需履行缴费义务。政府对保障农民健康负有义不容辞的责任，各级财政部门也同时安排了专项的资金给予资助，其中乡镇政府也会根据财力状况给予资助。如果全部由政府出资会产生一定程度的财政压力，因此集体也提供一定的资助和扶持。

（4）大病统筹。以保大病和住院者为主，规定报销的范围（如按住院或门诊报销、个人自费项目等）、支付比例、起付线、封顶线。大病包括住院治疗或者大额的费用，也包括门诊治疗的大额费用。主要是用来解决农民看大病支付不起费用，从而造成的因病致贫、因病返贫的问题。

（5）预防为主。与传统的合作医疗相比，在新型农村合作医疗的资金构成中，部分资金用于农民的预防和保健功能上。通过预防和保健，发病率降低，从而使农民的医药卫生支出和新型农村合作医疗资金支出大大减少，降低了新型农村合作医疗的成本，反过来又促进了新型农村合作医疗的良性循环和健康发展。

12. 为什么新型农村合作医疗制度必须实施并坚持办下去?

新型农村合作医疗制度是以保大病和住院为主，而每年因病住院的只是少数人。多数群众参加新型农村合作医疗是为防患于未然，从而使这一制度发挥了互助共济的作用。

如果新型农村合作医疗因政府组织方面原因停顿，哪怕时间很短，也会影响新型农村合作医疗在群众心目中的信誉。因为群众寄希望于在自己生病时能得到新型农村合作医疗资助，如果新型农村合作医疗在此时停办，实际上就使原来参加合作医疗的人吃亏了，使群众对政府举办新型农村合作医疗的能力失去信心。因此，新型农村合作医疗举办后，必须持续坚持下去。

13. 为什么新型农村合作医疗强调覆盖率?

广覆盖是遵循“大数法则”① 的原则，“大数法则”是新型农村合作医疗的基本要求。参加的人数多，住院率就会相对下降，新型农村合作医疗互助共济的潜力也就越大；反之，参加的人数少，吸纳资金就少，住院率反而相对增加，降低了新型农村合作医疗的保障能力。

以一个统筹单位计算，新型农村合作医疗参加人数达到60%以上，才能正常运作。因此，确定覆盖率的标准，是新型农村合作医疗自身运作的要求；制定新型农村合作医疗覆盖率目标，也象征一个地区社会发展的程度。

但是，有的地方不顾农民的意愿和财政的承受能力，

---

① 大数法则：有些随机事件无规律可循，但不少却是有规律的，这些“有规律的随机事件”中在大量重复出现的条件下，往往呈现几乎必然的统计特性，这个规律就是大数法则。

盲目追求高覆盖率，在进度上走得过快也是不恰当的。

14. 新型农村合作医疗在全国进展情况如何?

截至2003年，新型农村合作医疗试点工作在全国各地开展，现已顺利地进入全面推进阶段。

以下是卫生部公布的数据：2009年新型农村合作医疗筹资总额达944.35亿元。其中，中央财政补助资金269.62亿元，地方财政补助资金471.98亿元，农民个人缴费194.17亿元（含相关部门为救助对象参合缴费9.17亿元），利息收入及其他8.58亿元。全国实际人均筹资水平为113.37元，比2008年提高了17.12元。

新型农村合作医疗基金支出总额为922.92亿元，基金使用率为97.73%。其中，住院补偿支出762.47亿元，门诊补偿支出121.81亿元，特殊病种大额门诊补偿支出11.90亿元。部分地区出现超支情况。

2009年全国参加新型农村合作医疗的农民（以下简称“参合农民”）受益7.59亿人次。其中，住院补偿0.62亿人次，门诊补偿6.7亿人次，特殊病种大额门诊补偿0.05亿人次。统筹基金最高支付限额提高到当地农民人均纯收入的6倍左右，初步统计政策范围内住院费用报销比例已达到55%。

全国1/3的地区开展了门诊统筹工作，陕西、安徽、云南等地开展支付方式改革试点，浙江、广西等地启动地市级统筹试点，目前各项试点工作进展顺利。

15. 新型农村合作医疗实施7年来取得了哪些成效?

（1）建立了卫生部门主管，经办机构运作，医疗机构服务，农民群众参与的管理运行机制。

（2）建立了以家庭为单位自愿参加，以县（市、区）为单位统筹，个人缴费、集体扶持和政府资助相结合的筹资机制。

（3）形成了符合各地实际的统筹补偿方案，建立了参合农民在本县（市、区）范围内自主选择定点医疗机构就医，现场结报医疗费用的结算报销办法。

（4）建立了有关方面和农民参与的以基金运行、审核报付为核心的监管制度。

（5）形成了医疗服务、药品供应等方面的规范，建立了与新型农村合作医疗制度相互衔接、互为补充的医疗救助制度。

（6）在建立新型农村合作医疗制度的同时，也同步建立了农村医疗救助制度。

（7）医疗机构服务条件有所改善，服务质量和水平有所提高。

图 1—2 反映了新农合报销比例的增加。

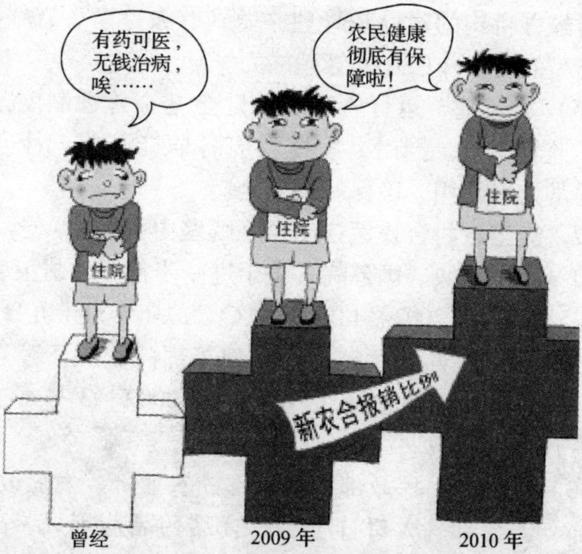

图 1—2　新农合报销比例增加图

16. 完善新型农村合作医疗制度的途径有哪些?

(1) 建立稳定的筹资机制。进一步规范、完善财政补助资金拨付办法，确保中央财政和地方财政的补助资金及时足额拨付到新型农村合作医疗基金账户。

(2) 形成科学规范的补偿方案。统筹补偿方案是新型农村合作医疗制度的核心，要在保证基金安全的前提下，逐步扩大受益面，提高受益水平。

(3) 加强医疗服务和医药费用的监管。切实加强农村医疗机构内部管理，建立健全疾病检查、治疗、用药等方面的规范、制度及行之有效的自律机制，同时，有效开展农村卫生机构及其服务行为的外部监管，对定点医疗机构实行动态管理。

(4) 加强经办机构能力建设。本着精简、高效的原则，加强对经办机构的建设和管理，做到有人办事、有钱办事，提高新型农村合作医疗的管理能力。

(5) 加强基金运行管理。要健全基金管理制度，形成有效的监管措施。同时，发挥政府各职能部门、社会各界和农民的监督作用，确保基金安全。

17. 新型农村合作医疗出台了哪些主要文件?

(1) 中共中央、国务院《关于进一步加强农村卫生工作的决定》，中发［2002］13号（二〇〇二年十月十九日）；

(2) 国务院办公厅转发卫生部等部门《关于建立新型农村合作医疗制度的意见》，国办发［2003］3号（二〇〇三年一月十六日）；

(3) 卫生部、民政部、财政部、农业部、发展改革委、教育部、人事部、人口计生委、食品药品监管局、国家中医药管理局、国务院扶贫办《关于进一步做好新型农村合作医疗试点工作的指导意见》（二○○三年十二月十五日）；

（4）民政部、卫生部、财政部《关于实施农村医疗救助的意见》，民发［2003］158号（二○○三年十一月十八日）；

（5）国务院办公厅转发卫生部等部门《关于进一步做好新型农村合作医疗试点工作指导意见的通知》，国办发［2004］3号（二○○四年一月十三日）；

（6）卫生部、财政部《关于做好新型农村合作医疗试点有关工作的通知》，卫农卫发［2005］319号（二○○五年八月十日）；

（7）卫生部、国家发展改革委、民政部、财政部、农业部、国家食品药品监管局、国家中医药管理局7部委联合下发《关于加快推进新型农村合作医疗试点工作的通知》，卫农卫发［2006］13号（二○○六年一月十日）；

（8）卫生部、财政部、国家中医药管理局《关于完善新型农村合作医疗统筹补偿方案的指导意见》，卫农卫发［2007］253号（二○○七年九月十日）；

（9）卫生部、民政部、财政部、农业部、国家中医药管理局《关于巩固和发展新型农村合作医疗制度的意见》，卫农卫发［2009］68号（二○○九年七月二日）。

18. 农民通过哪些途径可以了解到新型农村合作医疗的政策规定?

新型农村合作医疗是一项涉及工作部门广、实施环节多、政策性强的工作，从中央到地方各级政府都制定了相关的政策、制度、规定等。由于各地的实施方案不尽相同，而且每年都要根据新型农村合作医疗实施情况做相应的调整，因此参合者一定要获取最新的本县合作医疗的具体实施方案（办法），掌握政策规定，维护好自身的利益。

参合者可以通过网络快捷方便地了解相关政策规定和各地做法，在此列举一些网站：

全国性的网站，如中华人民共和国中央人民政府网（http：//www. gov. cn）、卫生部网（http：//www. moh. gov. cn）、卫生部新型农村合作医疗研究中心网（http：//www. ccms. org. cn）、三农信息网（http：//www. sannong. gov. cn/fxyc/default. htm）等。

各省（市、自治区）卫生厅（局）网站中，有的省办有专门的新型农村合作医疗网站，如湖北省新型农村合作医疗网（http：//www. nchzyl. cn）、广东省新型农村合作医疗网（http：//www. gdxnh. cn）等。

各县人民政府、县卫生局网站中，有的县办有专门的新型农村合作医疗网站，如秭归县新型农村合作医疗网（http：//www. zghzyl. com）、古田县新型农村合作医疗网（http：//gtljzx. com）等。

专业性网站，如新型农村合作医疗网（http：//www. cncms. org. cn）等。

19. 新型农村合作医疗网站涉及哪些主要内容？

（1）政策文件。包括从中央到地方各级各类新型农村合作医疗相关政策文件。

（2）基本情况。包括辖区内新型农村合作医疗工作基本情况，如参合情况、筹资情况、补偿情况、管理情况等，以及新型农村合作医疗机构和有关医疗卫生机构的基本情况。

（3）补偿公示。包括分地区分类别的补偿统计数字公示，包括对个别有代表性的大病患者补偿情况的公示，但是要注意公示前必须征求患者家属同意。

（4）工作动态。与新型农村合作医疗工作有关的新闻报道，其中以本地区为主，外地为辅。

（5）站务公告。与新型农村合作医疗有关的通知性文件。通知的对象可以是新型农村合作医疗管理机构的人员或医疗卫生机构的人员，也可以是参合农民。

（6）调查投票。了解网络用户对新型农村合作医疗运作、医疗卫生服务以及本网站建设情况的满意度和意见建议。

（7）举报投诉。给广大网络用户一个监督合作医疗运作的平台，新型农村合作医疗管理机构对有关留言必须及时处理并答复。

（8）学术园地。包括与新型农村合作医疗有关的论文、专著、经验交流材料等。

（9）相关链接。链接的对象主要是上级和下级的新型医疗网站，有关医疗卫生单位的网站、有关政府部门的网站等。

20. 新型农村合作医疗的参与主体是谁？

根据新型农村合作医疗的定义，它是指由政府组织、引导、支持，农民自愿参加的合作医疗形式。可见，新型农村合作医疗的主体是农民，而不是政府。所以尊重农民的民主权利，让农民做主。

21. 参加新型农村合作医疗的农民拥有哪些民主权利？

（1）参与权。吸收农民代表参加新型农村合作医疗管理委员会，建立乡村两级新型农村合作医疗农民代表大会制度，农民有权参与新型农村合作医疗政策的制定和有关管理工作；一般参合农民也有权通过意见、建议等方式参与新型农村合作医疗的管理。

（2）知情权。农民有权了解新型农村合作医疗的政策规定和资金使用情况；定点医疗机构使用基本药物目录和诊疗目录以外的药品和项目时，要向病人或家属告知。

（3）监督权。新型农村合作医疗监督委员会必须吸收农民代表参加；参合农民有权向管理部门进行投诉、举报，管理部门要在规定期限内予以查实并反馈或公告。

22. 哪些人不具备参加新型农村合作医疗的资格？

参加城镇居民、城镇职工医疗保险，出国、出境打工或定居人员，劳改、劳教和缓刑期间的人员，财政供养人员不能参加新型农村合作医疗政策。

新型农村合作医疗主要解决农民"因病致贫、因病返贫"的问题，是针对农民的医疗水平而制定的相关政策。城镇居民、城镇职工、出国、出境打工或定居人员，劳改、劳教和缓刑期间的人员，财政供养人员都不具有农民的身份，所以不能参加新型农村合作医疗制度。

23. 动员群众参加新型农村合作医疗的途径有哪些？

农民希望得到医疗保障，但是由于对政策不了解或确实有困难，所以持观望或怀疑态度。吸引农民参加新型农村合作医疗的途径有：

（1）利用各种宣传手段，向农民讲清楚新型农村合作医疗的作用，宣传典型事例，例如各地制作《致农民的一封信》的宣传单，营造氛围。

（2）报名与收费工作集中进行。在新型农村合作医疗启动前1～2个月内，到农民家中或指定的办公场所进行参合农民的报名、收费工作。

（3）通过多种方式资助。例如专项资金扶持。对农村特困群众参加新型农村合作医疗，可从有关专项资金中给予扶持，如医疗救助资金。捐款资助。可以通过挂钩单位、热心人士捐款资助农民特别是困难群众参加合作医疗。有集体经济收入的村组，可以出资支持农民参加。

24. 农民如何申报办理新型农村合作医疗手续？

符合参保条件的农村居民，需要携带户口本、居民身份证原件，到户口所在地村委会或乡镇事务所，提出新农合参保申请，填写《参保登记表》。

乡镇事务所将各村委和本级办理的《参保登记表》归集审核后，统一送县级社会保险经办机构。

县级社会保险经办机构复核盖章后将《参保登记表》返回给乡镇事务所一份、村委会一份、参保人一份。

25. 新型农村合作医疗为什么要以农民自愿参加为原则？

强调农民自愿参加。这一设计主要是考虑到新型农村合作医疗制度正处于起步阶段，农民参加新型农村合作医疗所履行的缴费义务，不能视为增加农民负担。

然而农村合作医疗的性质又要求有一定数量的人参加才能正常运作，因此，农村基层组织要积极引导农民参加合作医疗保障制度，一方面要做好宣传、教育和动员工作，讲清互助共济的意义；另一方面，要根据财力状况给予扶持，引导农民参加。

26. 农民自愿参加新型农村合作医疗制度需要了解哪些政策？

（1）党中央、国务院、省委省政府政策。

（2）本地新型农村合作医疗制度具体实施方案，特别是具体筹资标准、补偿办法、就医办法和监管办法。

（3）通过对上述问题的充分了解，特别是耳闻目睹，看到政策承诺，参合农民得到了医疗费用补偿，真正相信参加新型农村合作医疗制度确实能给他们实实在在带来好处。

27. 如何确保农民自愿参加新型农村合作医疗制度?

（1）坚持开展广泛、深入、持久的宣传、教育。要用农民听得清、弄得懂、看得明白的语言和材料，讲清楚新型农村合作医疗制度目的、意义，党中央、国务院和省委、省政府的具体政策，本地新型农村合作医疗制度的具体实施办法等。已经开展新型农村合作医疗的地方，也要把经常性的宣传作为一项工作制度，坚持好新型农村合作医疗费用补偿支付的三级公开制度，在媒体定期宣传、报道新型农村合作医疗制度帮助参合农民排忧解难的事例，通过潜移默化的作用，不断扩大新型农村合作医疗制度在群众中的影响。

（2）科学地实施方案，坚持利民、便民的要旨。从政策和制度上保证参合农民能够得到合理的、实实在在的好处。

（3）加强和规范新型农村合作医疗制度的监管以及对经办机构、定点医疗机构的监管和参合农民的管理，确保实施方案和相关政策兑现，逐步提高新型农村合作医疗制度在农民群众中的诚信度，影响、引导农民群众自愿参加新型农村合作医疗。

（4）戒除违背农民意愿的倾向与做法。禁止在农民不知情、未同意的情况下垫资代缴合作医疗费，严禁强迫农民参加新型农村合作医疗。

28. 农民参加新型农村合作医疗需要个人出资一定比例的依据是什么?

新型农村合作医疗的性质是互助共济。农民享受新型农村合作医疗保障时必须要承担相应的义务，只有承担相应的义务，才能享有得到政府资助的权利。

新型农村合作医疗已经体现了政府和集体的资金扶持，但政府和集体的资金是有限的，只有让大多数人参加进来，才能扩大合作医疗资金筹集能力。因此，除贫困人口外，对有能力的农民，应引导其出资参加合作医疗。即使少数经济条件较好的地方，也不应该由集体把农民应出资的部分包起来。

29. 为什么说新型农村合作医疗筹资不属于乱收费？

新型农村合作医疗是农民互助共济的医疗保障，农民自愿缴纳的合作医疗费属于农民个人消费性支出，不是农民负担项目，农民参加新型农村合作医疗，抵御疾病风险而履行缴费义务不能视为增加农民负担。

新型农村合作医疗资金完全用于农民医疗保障，政府和集体还给予资金扶持，这不仅没有增加农民的负担，反而减少了农民的负担。

30. 为什么要以家庭为单位参加新型农村合作医疗？

横向来看，年轻力壮者虽然支付能力较强，但由于他们身体健康，一定程度上也说明受益率较低，至少现期看来是这样的，从而缺乏参加合作医疗的积极性，导致的结果之一就是参保率不高。

纵向来看，老、弱、病、残者愿意参加合作医疗，因为他们参加新型农村合作医疗后的受益率更高，但这样会导致合作医疗基金的不可持续性。

所以“以家庭为单位参保”是新型农村合作医疗制度可持续发展的必然选择。

31. 参加新型农村合作医疗的人员只能一人一保的理由是什么？

新型农村合作医疗不允许农民重复参加，只能一人一保。原因：

（1）平等互利。在农民收入存在较大差距的情况下，如果允许部分农民重复参加新型农村合作医疗，一人多保，在其住院后，就会得到多份补偿，这实际上侵占了其他农民的资金。

（2）规避资金支付风险。新型农村合作医疗的资金测算是以发病率为基础的，如果一人多保，参合农民一旦患病，就等于几人患病，增加了住院率，增加了新型农村合作医疗的支付份额，加大了风险。

（3）公平享受国家的优惠政策。合作医疗是由财政补助的，每个农民只能享有一份补助，允许农民一人多保就违背了公平的原则。

（4）保持覆盖率的真实性。允许重复参加会造成虚假的合作医疗覆盖率，一些基层组织以此“完成任务”，争取财政补助，而最终损害的是农民的共同利益。

32. 新型农村合作医疗制度中规定“以大病统筹为主”，如何判别“大病”？

大病，通俗理解为比较严重的病。

一般情况下，大病需要住院治疗，并且治疗费用较高。

按照临床工作规范，病人住院应当符合住院标准，但费用高到什么程度属于“大病”则没有具体标准。

因此，在新型农村合作医疗工作中，一般将“大病”定义和解释为需要住院治疗的疾病。

33. 新型农村合作医疗制度为什么以保大病为主？

新型农村合作医疗保险保的是疾病发生所导致的医药费用的支付风险。根据医疗费用的高低，可将疾病分为大病、小病。新型农村合作医疗保险承保范围究竟是保大病、保小病，还是既保大病又保小病，决定了新型农村合作医疗保险是福利取向还是保险取向。

小病的费用较低，对个人和家庭的经济风险小，但发生概率较大；大病的费用较高，对个人和家庭的经济风险大，但发生概率较小。“保小放大”可以使更多的参保人生病后感受到医疗保险的存在和好处，但是，一旦遇上真正的费用较高的疾病，参保人无力承担时，基本医疗保险也无济于事。所以，“保小放大”式的医疗保险只是一种“福利”，而不是真正意义上的保险。相反，“保大放小”则较多体现了保险取向，可以解决重病、大病为参保人带来的沉重的经济负担，以解燃眉之急。

34. 大病统筹包括哪几个方面的内容？

（1）以县或镇为单位统筹资金的筹集、管理、使用。

（2）以户为单位自愿参加。

（3）投资额达到人均30元，包括农民个人出资、集体扶持和政府支持。

（4）实行年度的一次性筹资，一般每年的11月至12月为收费时间，次年1月1日起为新一年度新型农村合作医疗的启动时间。参加人在次年1月1日至12月31日内发生大病住院情况，可按规定补助。

（5）以保大病住院为主，规定报销范围（如按住院或门诊报销、个人自费项目等）、支付比例、起付线、封顶线。

（6）当事人出院后，持有关凭证到村委会提出申请，村委会出具证明，由本人到镇合作医疗办公室办理报销手续，也可由村代办，镇规定每周办理报销的日期。由银行支付的，凭镇新型农村合作医疗部门开出取款凭证，到银行支取。实行县统筹的，县与镇每月结算一次。

（7）资助特困农民参加新型农村合作医疗；特困农民

患大病，在获得新型农村合作医疗补助后仍有较大困难的，可申请医疗救助。

（8）登记造册、统计、审计、账目公开、年终报告及其他监督事项。

35. 新型农村合作医疗制度是不是也包括预防服务？

不包括。因为预防的费用来自公共卫生的专项经费，国家有专门的财政支持，像艾滋病，采取的是“四免一关怀”；还有平常农村的公共卫生项目，不是在新型农村合作医疗资金里支付，而是在公共卫生的财政预算里支付的。

但是新型农村合作医疗每年也给没有享受新型农村合作医疗报销的参合农民提供免费健康体检。

36. 享受新型农村合作医疗特殊政策的包括哪些人群？具体规定是什么？

（1）五保户、特困户、残疾人等特殊（弱势）群体参加新型农村合作医疗的，其个人应缴纳的资金，由民政部门解决。

（2）独生子女户、两女结扎户等计划生育优待户参加新型农村合作医疗的，其个人应缴纳的资金，由计划生育部门解决。

（3）参加新型农村合作医疗的孕产妇住院分娩，按照分娩方式，分别给予固定补助。根据各县市制定的方案，正常分娩每例补偿100～300元；剖宫产每例补偿400～600元。病理产科按住院病人相关规定补偿。贫困孕产妇住院分娩，还应享受“降消”项目的贫困救助补助。

（4）特殊疾病、慢性病常年门诊治疗的，如肿瘤、再生障碍性贫血、肝硬化、老年慢性支气管炎、尿毒症等疾病患者，可以在新型农村合作医疗基本用药目录以内，每年享受一定的补偿，其补偿标准和具体病种由县市制定。

（5）对参合当年发生特别重大疾病者，一般给予二次补偿。

此外，有的地方为了推动无偿献血工作，对无偿献血者制定了优惠政策，对一年内无偿献血达到一定数量者，减、免次年个人参加新型农村合作医疗资金（以下简称“参合金”）。当年献血，次年兑现，依此类推。缴费时，优惠对象可凭《献血证》等有效证件享受此优惠待遇，当年度同一家庭成员中的优惠对象之间（以户口簿为准），可以通用和累计。

37．新型农村合作医疗证、卡丢失或损坏后该怎么办？

新型农村合作医疗证、卡是本人缴费并享受新型农村合作医疗报销政策的凭据，应妥善保管。如果不慎丢失或损坏，应携带村（社区）证明和本人身份证（未领身份证的人员可带户口簿或户籍证明）及时到镇（乡）新型农村合作医疗管理委员会办公室挂失、报损并补办，并加盖补办印章，同时要缴纳工本费。补办新型农村合作医疗证时还需提供近期一寸免冠照片一张，丢失医疗证自动作废。

38．新型农村合作医疗信息系统上姓名、年龄发生错误如何更正？

参合者的姓名、年龄以身份证或户口簿为准。信息系统上姓名、年龄与身份证或户口簿不一致时，请携带所在行政村的证明（村证明上需镇合管站加盖公章）、身份证或户口簿和就诊卡，到县合管中心更改信息系统上的姓名、年龄。

专栏1—2　××县农村合作医疗卡年龄混乱引关注

“镇上发给我们村组的农村医疗合作卡上所有人的年龄只有两个数字：1和20，弄得我们都不敢领了。”××县××镇的廖先生向媒体投诉，村里的男女老少医保卡上的年龄不是1岁就是20岁，有的家里爷爷1岁、孙子20岁，还有老公1岁，老婆20岁，卡上年龄太混乱了。以后万一生病了能用这个申请报销吗？

廖先生介绍，他们村组里的农村合作医疗卡办理是在去年的10月份，当时镇上工作人员挨家挨户按照户口簿收集了相关信息，但是医疗卡拿到手后就发现医疗卡上的年龄不对，仅仅这个村组就有近千人的医疗卡上的年龄有问题。现在大家都不敢领取卡了。

××县新型农村合作医疗办公室的一位姓秦的工作人员对记者说，合作医疗卡上的年龄错误肯定会影响到日后的报销，卡上的信息和本人的基础信息要一致才能办理手续。而××镇医疗卡上年龄混乱的事情，主要是因为办卡的工作人员在录入信息时出现了工作失误。只要带上本人身份证或户口簿便可以在镇上的新农村合作医疗办公室对合作医疗卡上的年龄进行修改，而且不另收取修改费用。

市卫生局的工作人员提醒：如果在农村合作医疗上发现有违规现象，可直接到市卫生局农村卫生处投诉举报。

资料来源：http：//news. xinmin. cn/rollnews/2009/02/17/1620366. html

39. 新型农村合作医疗参合农民如何转诊就医?

原则上农民在本地县、乡定点医疗机构就诊，不需办理转诊手续，医疗费用补偿提倡定点医疗机构垫支或现场报销的方式。

由县内定点医疗机构转往异地医院就诊的，部分地方的规定是需报县合管中心同意后方可转诊。由县内定点医疗机构或乡镇合管办填写转院（诊）审批表，经乡镇合管办签署意见后，通过传真（或电子邮件）方式报县合管中心审批。

急、危诊病人转院的可先住院治疗后补办转诊手续，住院3~5天内补办转（院）诊审批表，由乡镇合管办签署意见后，报县合管中心审批。

40. 户口簿有该人，但人不在村居住，是否需要参加新型农村合作医疗?

需要。新型农村合作医疗的政策是以户为单位缴纳，户口簿上的人口除去参加城镇职工医疗保险、城镇居民医疗保险者，农村一至六级残疾军人和参军、服刑人员，其余的都应参加新型农村合作医疗。否则，该户不享受新型农村合作医疗待遇。

41. 新型农村合作医疗外出参合农民如何就医?

部分地方的规定是，参合农民在县外务工（包括随父亲、母亲等直系亲属外出的未成年儿童）、经商、读书、探亲期间，因患疾病确实需要在县外住院治疗的，应当在当地县级以上公立医疗机构及时就诊，并在3日内报告户籍所在地乡镇合管办，乡镇合管办应在当日以传真方式报告县合管中心审批。报销住院费用，除正常材料外需另外出具就诊医院在就诊人员身份证复印件上加盖印章的就诊证明（或务工单位、经商地管理部门、就读学校的证明原件）。

补偿标准按县外协议医院执行。

对慢性病和选择性治疗疾病需住院治疗的必须回县内定点医疗机构治疗，否则其费用不予补偿。

目前，有些地区新型农村合作医疗管理办公室和其他地区的医院也签订了“新型农村合作医疗定点机构医疗服务协议书”，农民在外地看病可以和当地人一样享受新型农村合作医疗服务。

专栏1—3　异地享受医保 完善新型农村合作医疗

出门在外打工如何享受国家新型农村合作医疗的惠民政策？如今，××市13个县（市、区）的“新型农村合作医疗管理办公室”已与北京、上海、浙江、广东、山东、辽宁、陕西等省市的8家医院签订了“新型农村合作医疗定点医疗机构医疗服务协议书”，惠及农民工约52万人。

对农民工来说，不仅因医疗费用高“不敢生病”，他们“亦工亦农”模糊的身份定位，也给就医带来了一些障碍，尤其是异地报销难。解决这一难题需要建立跨地区、跨省的新型农村合作医疗转移、衔接及异地看病的可行方案，形成统一的新型农村合作医疗网络。

××市的做法使外出务工人员只要出示“参合证”及身份证明，就可以和当地人一样享受新型农村合作医疗服务，惠及52万农民工兄弟，使这些外出的农民工在看病报销时更加便捷，节省时间、节省路费，让他们在外地安心工作。

资料来源：中国农业信息网，2009—12—15

42. 新型农村合作医疗与商业性医疗保险有何不同？

（1）资金筹集渠道不同。新型农村合作医疗资金是由各级财政补助和农民个人出资组成。

（2）不以盈利为目的。新型农村合作医疗资金全部用于参合农民的医药费用的补助。资金由县级合作医疗管理委员会办公室设专门账户管理，合作医疗经办机构的人员和工作经费列入县级财政预算，不从农村合作医疗基金中提取，不存在盈利行为。保险公司的经营活动属于商业行为，商业性的医疗保险可以有一定的盈利。

（3）参保人员不同。新型农村合作医疗是以帮助所有农民解决看病难为目的，只要在规定的时间内参加新型农村合作医疗，不管参合前是否有病，均可按规定给予其医药费补助。商业性的医疗保险通常不允许有病的人参加保险。

43. 参合农民住院时，医生为什么要问是否参加了合作医疗？

这是新型农村合作医疗制度对定点医院和医务人员的管理要求。医生知道住院农民是否参合，坚持“因病施药、合理用药”，并严格控制自费药品比例：乡镇不能超过5%、县级不能超过10%、省市不能超过15%，确因病情需要需用自费药品的，实行告知认可制，必须经住院病人或家属的签字同意，以切实维护参合农民的利益。

参合农民住院时，医生不能因为农民参加新型农村合作医疗就开大处方、人情方。对没有严格按照规定办理的医院和医生可以投诉、举报。

44. 农民参加新型农村合作医疗享有哪些权利？

（1）有权自愿参加新型农村合作医疗；

（2）有权享受新型农村合作医疗规定的各项医疗补偿；

（3）有权享有新型农村合作医疗规定的各项医疗保健服务；

（4）有权监督新型农村合作医疗资金的使用和管理；

（5）有权对新型农村合作医疗管理机构的人员提出批评和建议；

（6）有权对定点医疗机构的医疗水平、服务质量提出批评和建议。

45. 农民参加新型农村合作医疗应履行哪些义务？

（1）自觉遵守和维护新型农村合作医疗的各项规章制度和有关规定；

（2）按期足额缴纳新型农村合作医疗参合资金；

（3）协助宣传和动员家庭成员及本村农民参加新型农村合作医疗；

（4）积极参与选举村民代表参加新型农村合作医疗监督委员会；

（5）监督各级新型农村合作医疗管理机构和定点医疗机构及其工作人员的工作；

（6）妥善保管《新型农村合作医疗证》，不得转借或涂改。

46. 农民哪些行为是违反新型农村合作医疗制度规定的？

（1）将本人医疗证转借给他人使用；

（2）用虚假医药费收据、处方冒领新型农村合作医疗补偿资金的；

（3）本人不遵守合作医疗制度，造成医疗费用不能补偿而无理取闹的；

（4）私自涂改合作医疗证、医药费用收据、病历、处方、检查报告或自行开方取药、违规检查、授意医护人员作假的；

（5）利用新型农村合作医疗在定点医疗机构开出药品进行非法倒卖的；

（6）其他违反新型农村合作医疗管理规定的行为。

参加新型农村合作医疗的农民有上述行为之一者，县级合作医疗管理机构有权责令其退回已发生的补偿费用并暂停其享受合作医疗待遇6个月。

参加新型农村合作医疗的农民有上述行为之一者，除向其追回已报销的医疗费用外，视其情节轻重给予批评教育，构成犯罪的，移交司法机关处理。

47. 新型农村合作医疗资金为什么要实行公开、公示？

农村合作医疗资金是广大农民自筹和各级财政扶持的资金，是解决广大农民因病致贫、因病返贫问题的有力保障，农村合作医疗资金的筹集和使用都要接受各级有关部门和广大群众的监督，而实行公开、公示是接受各方监督、规范新型农村合作医疗资金管理的重要形式。

公示制度绝不仅仅是一种形式，其好处在于：一是能起到宣传作用，使农民切实感受到合作医疗的好处，使更多的农民自愿参加合作医疗；二是能起到群众监督作用，可有效地防止和及时发现基金支付环节中的徇私舞弊行为。

专栏1—4 “新型农村合作医疗”能否先公示后报销？

扬州日报社2010年2月3日报道了《60万张假发票，骗走57万》一文。

制售假发票团伙承诺，他们制造的发票绝对“信得过”。不仅提供就诊发票，团伙还会向购买者提供新型农村合作医疗报销所需要的全部手续，包括出院记录、费用清单。

警方接到村民举报后，立即赶赴江苏省肿瘤医院、南京军区总医院进行调查核实，医院看着警方拿来的发票，称是真的，直到去财务处调出发票的原始存根，找出同样编号的发票，才找出了纰漏：同样的编号，发票所显示的姓名和发票金额完全不一样。

据介绍，报销补偿金每个月都会公示一次。犯罪人吴某很清楚，一个人报销这个“巨额”的发票过于“惹眼”，肯定会被相熟的村民看出纰漏来，于是就伙同亲友吕某、陈某、屠某、万某，由这几人提供家人的医疗证，谎称家人患癌症或肾病等“重症”，再拿着吴某购买来的全部资料去报销。

另外，亲友团中，陈某和屠某更是与吴某不在同一个村。善良的村民怎么也没想到，几个人的背后，全部是吴某在搞鬼。在村民和管委会工作人员的眼中，吴某确实有一个患有“癌症”的妻子，并且他妻子每年都会去医院复诊数十次，吴某的多次行动都轻松蒙混过关。

案发后，管委会工作人员回忆起吴某时说，“他每次来报销都会挑两个时间。”据介绍，每年的年底，是村民来报销最集中的时间，吴某来报销时，就挑准了这个时间。另外，每次来报销，吴某都会挑管委会快下班的时间，工作人员总是会尽快为他办理。

管委会如何防骗？

案件发生之后，很多市民提出疑问，如果之前管委会与医院核实一下，吴某也就没有漏洞可钻了。管委会也曾对农民在医院看病所出具的发票与医院进行核实，但在核实中也遇到了困难，比如，对于外省的医院，联系时总会出现联系不到、对方不愿进行核查等问题。管委会表示，今后，对于超过两万元的发票，会与医院进行对接，详细核查。

据了解，对于补偿金的公示，每个月都会进行一次，即下个月月初会对前一个月的相关补偿进行公示，并实行三层公示制度。首先，管委会会对全市各个乡镇的住院费用、补偿金额进行公示。其次，所在乡镇的卫生院会对本乡镇的就诊情况、发票金额、就诊医院、补偿金额、领款人姓名和时间进行公示。最后，村一级卫生室会对村里的个人就诊情况、发票金额等进行公示。而对于“门诊看病”，由于人次比较多，则会随机抽调10%进行公示。工作人员称，今后会加大回访力度，对各乡镇、卫生室的回访记录进行细心查看。

村民建议：能否先公示，后报销?

在采访中，有村民表示，既然案件最后是在公示过程中被村民发现了问题，说明“公示”制度起了很大的作用，所以，相关部门能否考虑采取“先公示，后报销”的制度，由村民先提交就诊发票、出院记录、费用清单等资料，管委会对其进行一定时间的公示，之后，如没有问题，再将补偿金返还给村民。

资料来源：http：//www. yznews. com. cn/yzwb/html/2010 -02/05/content_ 97538. htm

48. 新型农村合作医疗公示内容包括哪些?

（1）就诊补助办法。各级医疗机构的大额（住院）医疗费用分段累计补助比例、起付线、封顶线和补助审核程序。

（2）医疗服务价格。各级定点医疗机构提供的常用医疗服务项目和常用药品价格等。

（3）医疗费用补助情况。参合农民在各级定点医疗机构住院的医疗费用补助情况等。

49. 新型农村合作医疗公示办法有哪些？

部分地方的公示办法有：

（1）县合作医疗经办机构。对新型农村合作医疗就诊补助办法进行长期公示；对全县新型农村合作医疗基金的收支、使用情况，至少每季度在全县范围内公示一次。

（2）镇（办）合作医疗经办机构。对新型农村合作医疗就诊补助办法进行长期公示；对本镇（办）所有享受新型农村合作医疗住院补助的病人及慢性病补助病人，每月在全镇（办）范围内进行公示。

（3）县、镇（办）定点医疗机构。

①对新型农村合作医疗就诊补助办法和医疗机构服务价格进行长期公示。

②对在本院住院补助的病人，每月进行公示。

50. 新型农村合作医疗公示有什么要求？

（1）醒目位置公示。各级经办机构、定点医疗机构要在醒目位置设立公示栏进行公示，并公布举报电话。有条件的地方还可利用电视、报纸等媒体公示以扩大影响。

（2）监督检查。县新农合经办机构负责对各定点医疗机构和镇级经办机构公示情况进行监督检查，镇级合作医疗经办机构负责对村级公示情况进行监督检查。县合作医疗监督委员会负责对全县合作医疗公示落实情况进行定期抽查。对两次以上不按规定定期公示的，要进行通报批评，限期整改。

51．新型农村合作医疗健康体检对象包括哪些？

新型农村合作医疗健康体检对象（受检者）可以是上年内未得到补偿的参合农民，以户为单位每户推荐一人，也可结合当地实际，在参合农民中确定特定人群。

52．新型农村合作医疗健康体检应遵循的原则是什么？

新型农村合作医疗健康体检原则上在参合的下一个年度进行。可以采取常年健康体检与集中健康体检相结合的方式。

常年健康体检是指检查者在健康体检年度内自主选择时间到指定医疗机构接受体检。

集中健康体检是指检查者在规定的时间内集中在指定医疗机构内接受体检，也可由指定医疗机构到村（组）提供上门体检服务。

专栏1—5　××县2009年新型农村合作医疗健康体检工作方案

新型农村合作医疗健康体检为常规性体检，项目包括内科、外科和辅助检查，具体项目见《××县新型农村合作医疗健康体检表》。辅助检查包括必查项目：血尿常规、心电图、B超和胸透（以上按县物价局规定价格为69元）。选查项目：血糖（40岁以上）和表抗（按县物价局规定价格为34元）。必查项目在集中体检时进行检查，选查项目由主检医生根据各专科医生的检查结果而确定。近期内有咳嗽、咳痰、低热等疑似结核病症状的必须进行胸透，如胸透异常再作摄片等进一步检查。健康体检的工作方式由各体检单位自行确定，要求以院内体检为主，体检和日常门诊相结合的办法。年底，县合管办将根据各镇体检的实际开展情况，以县结余基金给予适当补助。

资料来源：http://www.ganyu.gov.cn/Wicresoft.GanYu.Web/

53. 冒用新型农村合作医疗证怎么处理？

冒用新型农村合作医疗证住院的，一经发现，立即终止并取消补偿，向提供新型农村合作医疗证的家庭户发出通告；冒用新型农村合作医疗证住院并领取补偿金的，经查清事实后，除追回补偿金外，收回新型农村合作医疗证，所缴纳的统筹款不退还。

54. 新型农村合作医疗参合农民如何维护自己的权益？

（1）了解政策。各医疗机构设有新型农村合作医疗基本政策宣传栏，参合农民首先要了解合作医疗基本政策，如有不明白的还可在医疗机构新型农村合作医疗科咨询。

（2）提供意见。为确保参合农民的利益，县合管办印制了参合患者住院须知和征求意见卡，要求医疗机构在患者入院时发给患者，同时在各定点医疗机构均设置了意见箱，由县合管办定期开启，对群众意见进行整理、分析，并公布了县合管办监督电话和县卫生局监督电话。

（3）投诉违规行为。医疗机构如有违反新型农村合作医疗规定的行为，农民可以通过征求意见卡反映，也可电话反映。

专栏1—6　新农合证被撕重要页，××县数千农民不知咋报销

连日来，××县2010年新型农村合作医疗就诊证（下称新农合证）陆续开始发放。然而，该县一些乡镇不少“参合”农民不断向记者投诉，他们拿到的新农合证上，有关指导参合农民就医与补偿流程内容的一页被人撕掉了，“为啥偏偏撕掉这一页，这不是不想让俺知道该咋报销医疗费吗?”农民们说。

1月12日，记者赶赴××县进行采访。在该县××镇××村等10多个村庄，记者得知，数千“参合”农民已领到了今年的新农合证，其中都少了一页。“参合”农民反映的被撕掉的一页是证的内核首页，其内容是“给全县农民朋友的一封信”，里面详细讲解了新农合报销程序、报销比例和监督电话等。

对此，××镇不少“参合”农民表示：“这是镇卫生院嫌我们报销太麻烦而做的‘手脚’!”据“参合”农民反映，去年，他们到镇卫生院就诊时，询问有关就医报销等问题，但该院工作人员显得很不耐烦，当他们拿着新农合证质问时，常被冷眼相待或不屑于回答。随后，记者就此采访了该县新农合办公室有关负责人。一位姓杨的主任说，他们也接到了××镇“参合”农民的举报，称××镇卫生院擅自撕掉新农合证中的一页。县新农合办公室向该卫生院询问此事时，得到的解释是：撕掉一页是因为证件太厚了，打字机不能逐页打印“参合”农民家庭成员名单。对于这个

回答，杨主任反驳称：“全县22个乡镇办事处，县里统一配的打印机，其他乡镇怎么都能打印?”

资料来源：http：//www. sina. com. cn，2010年01月22日，中国新闻网《视频新闻》

55. 错过新型农村合作医疗参保时间，是否还可以补参加?

不可以。因为新型农村合作医疗基金个人缴费只是一小部分，政府支持的资金是大部分。每年年前要上报参加新型农村合作医疗的人数（以下简称“参合人数”），争取政府配套支持资金。错过缴费时间，就只能参加下一年度的合作医疗。

56. 农民在参合登记、领证时应注意些什么?

缴费时一定要索取新型农村合作医疗专用收据，领证时要核对名字、年龄、住址、身份证号以及合作医疗证号码等是否相符，要妥善保存《合作医疗证》。

57. 新型农村合作医疗参加对象包括哪些?

参加新型农村合作医疗的对象为所有农业户籍人口。

58. 新型农村合作医疗工作中有哪些常见错误?

（1）虚假覆盖率。没有限定新型农村合作医疗参加时间，为追求覆盖率，滚动发动农民参加；或在参加日期截止后仍在吸收农民参加，搞乱了新型农村合作医疗运行周期，增加了工作难度和运作风险。有的地区先垫资，再动员群众参加，导致虚假覆盖率。

（2）损害参合农民的利益。医疗机构为了保护本单位利益，指定参加人有病必须先到本镇卫生院就医，再转诊，才能享受规定的报销费用，从而损害了参加人的利益。

（3）补助标准低。新型农村合作医疗补助标准定得太低，资金结余多，对参加人帮助小，浪费了有限的资金。

（4）参加标准不统一。同一统筹单位内有不同的参加标准，影响了新型农村合作医疗的准确测算。

（5）统筹层次低。部分地区新型农村合作医疗统筹层次低，仍以村办为主，使许多经济条件差的村难以举办和参加合作医疗。

（6）证件不规范。新型农村合作医疗证上没有相片，发生借用、他用现象；没有生效日期，参加新型农村合作医疗后立即给予报销。

59．为什么强调政府组织和扶持新型农村合作医疗的责任？

为人民群众提供健康保障是政府的责任。卫生公平性问题是政府需要关注和解决的问题。建立农村医疗保障制度也是促进城乡协调发展、全面建设小康社会的重要内容。传统农村合作医疗的解体，一方面有自身机制的问题，另一方面，也与组织管理能力和资金不足有很大关系。因此，各级政府责无旁贷。新型农村合作医疗强调政府的组织和扶持作用，为建立和巩固制度提供了基本条件。设立工作机构，财政安排扶持资金和工作经费，是建立新型农村合作医疗制度的必备条件。要把农村合作医疗这一民心工程办好，必须加大组织领导和资金投入的力度。试想，如果城镇职工社会保险没有专门机构管理，保障资金来源仅靠个人缴费，也是行不通的。

60．为什么要加强对新型农村合作医疗的宣传？

宣传是开展农村工作必不可少的基础与前提，通过宣传，可以创造良好的氛围，促进工作的深入和广泛开展。新型农村合作医疗是一项艰巨复杂的工作，涉及众多的农户、农民和农村医疗卫生机构，其开展与良性运作离不开宣传工作。

61. 谁来宣传新型农村合作医疗?

新型农村合作医疗宣传主体一般包括政府及有关部门、合作医疗管理与监督机构、宣传服务机构等组织及人员，还包括农民自己，特别是受益的农民。

62. 新型农村合作医疗的宣传对象有哪些?

所有与新型农村合作医疗有关的人员都是新型农村合作医疗的宣传员同时也是宣传对象。宣传对象具体可以分为：县、镇、村及有关部门领导干部、农民、定点医疗服务机构人员和经办人员。

新型农村合作医疗经办机构中的农民代表既是宣传对象，也有义务宣传。

63. 新型农村合作医疗的宣传内容有哪些?

(1) 针对县、镇、村干部的宣传。以达成共识为导向，取得认同和支持为目的。争取政府部门在筹资、机构编制和经费方面的支持。

(2) 针对农民的宣传。以提高农民认识水平为主，以取得农民参与率为主要目的。宣传重点主要有新型农村合作医疗实施办法和农民受益的内容和数量。

(3) 针对宣传服务机构人员的宣传。以服务规范、服务水平的提高和农民的便利为目的。

(4) 针对新型农村合作医疗管理机构人员的宣传。以县内新型农村合作医疗管理行为的统一、规范为目的。

二、新型农村合作医疗的费用补偿与支付

1. 新型农村合作医疗的补偿方案是如何确定的?

新型农村合作医疗补偿方案包括补偿模式和具体补偿方案。完善新型农村合作医疗补偿方案，是新型农村合作医疗制度建设的基础和核心。

确定新型农村合作医疗补偿方案原则：

(1) 引导参合农民常见病首先在门诊就诊。需要住院的参合农民患者，首选当地基层定点医疗机构住院；对必须到省市级大医院诊治的疑难重病，进一步提高其补偿比例。

(2) 新型农村合作医疗补偿与农村医疗救助相结合。对重大疾病提高保障待遇，对符合医疗救助条件的再给予农村医疗救助，切实减轻大病患者经济负担，有效减少参合农民看不起病和因病致贫（返贫）现象的发生。

(3) 以收定支，收支平衡，略有结余。以住院补偿为主、兼顾门诊受益面；相对统一，分类指导，尽力保障，规范运行。

2. 什么是农村医疗救助制度?

农村医疗救助制度是政府拨款和社会各界自愿捐助等多渠道筹资，对患大病农村五保户和贫困农民家庭实行医疗救助的制度。

建立农村医疗救助制度，要从当地实际出发，医疗救

助水平要与当地经济社会发展水平和财政支付能力相适应，确保这项制度平稳运行。农村医疗救助从贫困农民中最困难的人员和最急需医疗支的人员出中开始实施，并随着经济的发展逐步完善农村医疗救助制度。

3. 如何推进农村医疗救助制度？

（1）明确救助基金的来源。要确立政府为主的医疗救助原则，加大政府对医疗救助资金的支持力度，扩大救助范围，提高救助水平。

（2）明确有关部门的责任。各级民政部门要认真调查研究，掌握情况，建章立制，完善程序，做好综合协调工作。实行医疗救助公示制度，接受社会和群众的监督。

（3）出台科学的救助标准和办法。各级政府要出台明确的医疗救助政策，有条件的地方可以出台有关地方性法规和政府规章，建立医疗救助的基本制度框架，重点解决好农村五保户等贫困家庭的医疗救助问题。

4. 新型农村合作医疗与农村医疗救助制度的联系、区别是什么？

联系：政策目标相同。

新型农村合作医疗制度和医疗救助制度是《中共中央、国务院关于进一步加强农村卫生工作的决定》同时推出的两项农村医疗保障基本制度。这两项制度都是为了保障农民能够享有基本的医疗服务水平。

区别：

（1）性质不同。由于个人有缴费义务，因此新型农村合作医疗属于保险范畴，是一种既非社会保险亦非商业保险的由政府主导的农村基本医疗保险制度。

而农村医疗救助制度则属于典型的社会救助，是通过转移支付实现不同人群和地区之间卫生资源的公平分配。

（2）保障对象不同。每个农村居民都享有参加新型农村合作医疗并享受其待遇的权利。新型农村合作医疗在筹资、补偿范围和补偿水平等方面应对所有农村居民包括贫困人口提供平等、公开、公平的参与和保障机会，这项制度并不具有“利贫”的天然义务。

而农村医疗救助制度针对的主要是贫困人口，不是所有农村居民。

5. 新型农村合作医疗与农村医疗救助制度衔接的作用有哪些？

（1）解决参合贫困农民的医疗服务可及性问题，新型农村合作医疗制度需要依靠农村医疗救助制度的协同；

（2）提高贫困人口的医疗保障水平，农村医疗救助制度需要与新型农村合作医疗制度的衔接；

（3）两种制度的“有效衔接”是确保贫困人口受益的必要条件；

（4）两种制度的结合有利于促进医院提供质优价廉的医疗服务；

（5）管理层面的衔接有利于降低工作成本；

（6）医疗费用补偿方式的衔接有利于实现及时救助。

6. 新型农村合作医疗的补偿与农村医疗救助制度相结合的方式有哪些？

（1）农村医疗救助制度资助贫困农民参加新型农村合作医疗。这是确保五保户、特困人口等救助对象从制度中受益的最基础条件。

（2）农村医疗救助制度可以为救助对象缴纳部分或全部住院起付金。降低或取消新型农村合作医疗的住院“门槛”，从而改善救助对象对住院服务的可及性。

（3）提高医疗保障补偿水平。农村医疗救助对象住院治疗后，首先得到新型农村合作医疗按规定给予的住院费用补偿，然后农村医疗救助制度对于参合患者的住院费用给予第二次补偿，从而提高救助对象的医疗保障补偿水平，确保其对住院服务的可得性。

（4）对非救助对象的困难群众给予临时救助。部分非医疗救助对象的群众遇到患大病住院治疗，发生大额医疗费用而又无力缴纳全部自付部分的住院费用时，农村医疗救助制度给予临时救助。

具体做法是对于其超过新型农村合作医疗规定的封顶补偿线以上的费用给予一定金额的救助补偿。

（5）建议慈善组织给予慈善救助。对于患大病发生巨额医疗费用的困难群众，农村医疗救助资金也无力承担费用补偿时，医疗救助经办机构向慈善组织建议给予一定的慈善救助。

此外，一些新型农村合作医疗的定点医院还自发地对贫困群众住院给予部分医疗费用的减免，这在不同程度上也缓解了这一人群的医疗费用负担。

专栏2—1　××县新型农村合作医疗与民政医疗救助实行“一站式服务”

××县从2010年起，将原分属卫生部门与民政部门的工作合并，实行“一站式”服务。即符合救助条件的农村救助对象，包括农村低保对象、五保对象和优抚对象，在县医院、县计生妇幼保健院、各乡（镇）卫生院大病住院后，在得到新型农村合作医疗补偿的同时即可获得医疗救助补助，被救助对象不再垫付全额住院费用，出院时只需支付新型农村合作医疗报销和民政医疗救助后个人自付部分即可。

××县通过推行农村医疗救助与新型农村合作医疗补偿“一站式服务”，实现新型农村合作医疗管理平台和民政医疗救助平台的有效整合、资源共享，让农村困难群众及时享有便捷、高效的新型农村合作医疗补偿和医疗救助服务。

资料来源：http：//www. yushe. gov. cn/wMcms _ ReadNews. asp？NewsID = 2691

7. 新型农村合作医疗参合农民如何申请农村医疗救助？

（1）农村医疗救助实行属地化管理原则，申请人（户主）向村民委员会提出书面申请，填写申请表，如实提供医疗诊断书、医疗费用收据、必要的病史材料、已参加合作医疗按规定领取的合作医疗补助证、社会互助帮困情况证明等，经村民代表会议评同意后报乡镇人民政府审核。

（2）乡镇人民政府对上报的申请表和有关材料进行逐项审核，对符合医疗救助条件的上报县（市、区）民政局审批。

乡镇人民政府根据需要，可以采取入户调查、邻里访问以及信函索证等方式对申请人的医疗支出和家庭经济状况等有关材料进行调查核实。

（3）县级人民政府民政部门对乡镇上报的有关材料进行复审核实，并及时签署审批意见。对符合医疗救助条件的家庭核准其享受医疗救助金额，对不符合享受医疗救助条件的，应当书面通知申请人，并说明理由。

（4）农村医疗救助金由乡镇人民政府发放，也可以采取社会化发放或其他发放办法。

8. 参合农民申请住院医疗补助需要提供哪些有效证件和票据?

部分地方规定，县内住院的参合者应提供：

（1）疾病诊断证明书；

（2）医疗费用结算发票原件；

（3）医疗费用总清单；

（4）出院小结；

（5）外伤病人还要持有由定点医疗机构提供的病历复印件；

（6）有效身份证明（户口簿或身份证）；

（7）《合作医疗证》或《××市新型农村合作医疗专用病历手册》；

（8）如果由家属或朋友代办报销的，同时还要持代办人的有效身份证明（户口簿或身份证）和住院费用清单直接到定点医疗机构合作医疗补助窗口办理补助手续。

县外住院的除了上述证件和票据外，还需提供转诊审批表和病历复印件，出院后两个月内到县合管办办理补助手续。

9. 新型农村合作医疗有几种补偿模式？如何补偿?

（1）主要模式一：住院补偿＋家庭账户（简称“家庭账户”模式）

基本做法：新型农村合作医疗基金主要用于以住院补偿为主。除设立住院基金对住院费用给予补偿外，将农民缴纳的部分参合费用以家庭为单位建立账户，家庭账户的基金由每个家庭中参加新型农村合作医疗的成员共同使用，用于门诊医药花费的补偿，用完为止。

门诊设立家庭账户，设有起付线和封顶线，按比例分段报销。超过一定数额的医药费用需要经过新型农村合作医疗管委会同意后方可报销。

制定相应的转诊制度，对县外就医的费用经管委会批准后按照一定的比例报销。此外，部分市县还提取大病统筹补偿风险准备金，用于弥补大病统筹超支部分。

（2）主要模式二：住院补偿 + 门诊统筹（简称“门诊统筹”模式）

基本做法：除设立住院基金对住院费用给予补偿外，还设立了门诊统筹基金，对参加新型农村合作医疗农民的门诊费用按照一定比例进行补偿；门诊报销不设起付线和封顶线，费用按一个固定的比例报销，或分段按比例报销。

住院按比例分段报销，设立封顶线。医药费用在定点医疗机构直接报销。

外出打工人员凭有关证件可以到新型农村合作医疗经办机构报销住院费用，门诊费用不予报销。对于年内没有使用新型农村合作医疗基金的，提供一次体检的机会。

专栏 2—2　××省实行“住院统筹 + 门诊统筹”双统筹补偿模式

从 2010 年起，××省新型农村合作医疗筹资标准从人均 100 元提高到 150 元。在大病统筹加门诊家庭账户补偿模式的基础上，逐步实行“住院统筹 + 门诊统筹”双统筹补偿模式。

实行“住院统筹 + 门诊统筹”补偿模式的地区，门诊统筹基金原则上为统筹基金的 20% ~ 30%，主要用于参合农民在乡村两级医疗卫生机构的普通门诊医药费用和乡以上医疗卫生机构的部分慢性病大额门诊补偿，结余基金也可用于开展重点人群的健康体检。

资料来源：http：//tieba.baidu.com/f? kz = 690573205

（3）主要模式三：住院补偿+门诊大额费用补偿（简称“门诊大额”模式）

基本做法：不仅补偿住院费用，同时对某些重大疾病（如肾病、慢性肝炎、糖尿病、高血压等）或慢性病的非住院治疗费用也给予一定的补偿，门诊大病或者慢性病由当地新型农村合作医疗办公室认定。

住院和门诊大病/慢性病的大额费用分别设立起付线和封顶线，按比例分段报销。超过封顶线的部分由大病救助金按照规定给予补助。参合农民患者出院后直接减免或者报销。

（4）主要模式四：只补住院，不补门诊（简称“只补住院”模式）

基本做法：只对参合农民住院治疗的医疗费用按规定给予一定比例的补偿，其他费用自付。设有起付线和封顶线，按比例报销。其他做法与其他模式相同。

10. 确定新型农村合作医疗补偿模式的基本原则是什么？

（1）坚持大额医疗费用补助为主、兼顾受益面。新增各级财政补助资金主要用于大病统筹，也可适当用于小额医疗费用补助。

（2）坚持以收定支，收支平衡，保障适度，略有结余。既要将合作医疗基金最大程度地用到农民身上，又要避免出现基金透支，确保基金安全。

（3）坚持区域内相对统一。省辖市所辖县（含市、区，下同）补偿模式和住院补偿起付线、封顶线要基本一致。根据经济发展状况和农民医疗消费水平，各县具体补偿比例可适当浮动。

（4）坚持便民利民宗旨。在确保基金安全的前提下，逐步简化报销补偿程序，确保补助资金及时兑现。

（5）坚持合理利用卫生资源。适当拉开不同级别医疗机构的起付线和补偿比例，引导病人到基层医疗机构就诊。

（6）保持政策的稳定性和连续性。统筹补偿方案的调整应从新的年度开始执行，并确保在一个运行年度内参合农民公平享受新型农村合作医疗政策。

11. 新型农村合作医疗的补偿范围如何确定？

新型农村合作医疗以收定支的特点，决定了不是所有的医疗费用都可以报销的。

各县在制定新型农村合作医疗补偿方案时都会明确划定一个具体的补偿范围，规定部分诊疗项目和药品费用可以获得新型农村合作医疗的补偿，超出这个范围之外的不能补偿。

新型农村合作医疗一般是先把那些认为是最基本的诊疗项目、最有效的药品纳入补偿范围，然后再根据基金增加的情况，逐步扩大补偿范围。

为了更好地进行管理，经办机构会依据省里的相关规定，根据本县内县、乡、村定点医疗机构的医疗条件和人均水平，制定出不同的诊疗与用药目录。

专栏 2—3 是安徽省 2010 年新型农村合作医疗不予补偿或补偿部分医疗费用的范围。

专栏 2—3　安徽省新型农村合作医疗不予支付费用和支付部分费用的诊疗项目范围

一、不予支付费用的诊疗项目

1. 服务项目类

（1）挂号费、院外会诊费、远程诊疗费、家庭病床费等。

(2) 自请特别护理费、优质优先等特需医疗服务费以及点名手术附加费等。

(3) 病历工本费、疾病证明书费、微机查询与管理费、各种账单工本费、磁卡费等。

2. 非疾病治疗项目类

(1) 各种美容项目。如雀斑、粉刺、疣、痤疮、色素沉着与脱发（含斑秃）、白发、脱痣、穿耳、鞍鼻、按摩美容等项目。

(2) 各种非功能型整容、矫形手术和生理缺陷治疗等。如重睑术、隆乳术、割狐臭、矫治口吃、矫斜眼、屈光不正、视力矫正等手术项目。

(3) 糖尿病决策支持系统、睡眠呼吸监测系统、微量元素检测、骨密度测定、人体信息诊断、电脑选择最佳妊娠期、胎儿性别与胎儿发育检查等诊疗项目。

(4) 各种减肥、增胖、增高、健美、戒烟等诊疗项目。

(5) 各种预防、保健性的诊疗（除住院分娩）等项目，如各种疫苗接种、预防、疾病普查普治、婚前体检、旅游体检、职业体检、出境体检等。

(6) 各种医疗咨询（包括心理咨询、健康咨询、饮食咨询、疾病咨询）、各种预测（包括中风预测、健康预测、疾病预测）、各种鉴定（司法鉴定、工伤鉴定、医疗鉴定、亲子鉴定）、健康指导等项目。

3. 诊疗设备及医用材料类

(1) 应用正电子发射断层装置 PET、电子束 CT、眼科准分子激光治疗仪等大型医疗设备进行的检查治疗项目。

（2）眼镜、义眼、义齿、义肢、助听器、健脑器、皮（钢）背心、钢围腰、钢头颈、胃托、肾托、阴囊托、子宫托、拐杖、轮椅（残疾车）、畸形鞋垫、药枕、药垫、热敷袋、压脉带、输液网、提睾带、疝气带、护膝带、人工肛袋等器具。

（3）各种家用检查检测仪（器）、治疗仪（器）、理疗仪（器）、按摩器和磁疗用品等治疗器械。

（4）省物价部门规定不可单独收费的一次性医用材料。

4. 治疗项目类

（1）各类器官或组织移植的人类器官源或组织源以及获取器官源、组织源的相关手术等。

（2）除肝脏、肾脏、角膜、皮肤、血管、骨、造血干细胞（骨髓、脐血）移植外的其他器官或组织移植。

（3）前列腺增生微波（射频）治疗、氦氖激光血管内照射（血疗）、麻醉手术后镇痛新技术（止痛床）、内镜逆行阑尾造影术等诊疗项目。

（4）镶牙、种植牙、洁牙、牙列不整矫治、黄黑牙、牙缺损、色斑牙、烤磁牙等诊疗项目。

（5）气功疗法、音乐疗法、催眠疗法、磁疗法、水吧疗法、氧吧疗法、体位疗法、心理治疗法与暗示疗法（精神病人除外）、食疗法、保健性营养疗法等辅助治疗项目。

（6）各种不育（孕）症、性功能障碍的诊疗项目。

（7）各地科研、教学、临床验证性的诊疗项目。

5. 其他

（1）因打架、斗殴、酗酒、自伤、自残、自杀、戒毒、非住院分娩发生的费用和性传播疾病引发的诊疗项目。

(2) 出国以及出境期间所发生的一切医疗费用。

(3) 不遵医嘱拒不出院以及挂床住院发生的诊疗医药费用。

(4) 使用非《安徽省新型农村合作医疗基本用药目录（2008年版)》和《国家基本药物目录》内的药物。

(5) 未纳入物价政策管理的诊疗项目。

(6) 属于他方责任的交通事故、医疗事故以及其他责任事故引发的诊疗项目。

二、支付部分费用的诊疗项目

1. 诊疗设备及医用材料类

(1) 应用γ-刀、X-刀、X-射线计算机体层摄影装置（CT)、心脏及血管造影X射线机（含数字减影设备)、核磁共振成像装置（MRI)、单光子发射电子计算机扫描装置（SPECT)、彩色多普勒仪、医疗直线加速器、彩色B超、脑地形图等大型医疗仪器进行检查治疗项目。

(2) 体外震波碎石与高压氧治疗项目。

(3) 省物价部门规定的可单独收费的一次性医用材料。

2. 治疗项目类

(1) 心脏起搏器、人工瓣膜、人工关节、人工晶体、各种支架、各种吻合器、各种导管、埋植式给药装置等体内置换的人工器官、体内置放材料及安装或放置手术项目。

(2) 心脏搭桥、心导管球囊扩张、心脏射频消融等手术项目。

（3）冠状动脉造影、心脏激光打孔术、肿瘤生物治疗中的T淋巴细胞回输法、肿瘤热疗法等诊疗项目。

（4）各种微波、频谱、远红外线等辅助治疗项目。

（5）血液透析、腹膜透析治疗项目。

对以上支付部分费用的诊疗项目，单次（项）检查和治疗费用按80%计入可补偿费用；单次（项）特殊材料费用，国内生产的材料按70%、进口材料按50%计入可补偿费用。

三、不予支付费用的医疗服务设施范围

1. 就（转）诊交通费。

2. 空调费、取暖费、电视费、电话费、电炉费、电冰箱费、食品保温箱费和损坏公物赔偿以及水、电、气等费。

3. 陪护费、护工费、洗澡费、药浴费、理发费、洗涤费等。

4. 门诊煎药费、中药加工费。

5. 文娱活动费、报纸杂志费、健身活动费。

6. 非治疗性膳食费。

7. 鲜花与插花费。

8. 卫生餐具、脸盆、口杯、卫生纸、床单、枕套、扫床巾、尿布等一次性物品的费用。

9. 肥皂水、垃圾袋、灭蚊药器等生活用品的费用。

10. 医疗机构自行提高医疗服务设施收费标准的费用或自定的收费项目。

资料来源：http：//www.hefei.gov.cn/n1105/n32798/n277003/n277078/14310203.html

12. 新型农村合作医疗的补偿程序包括哪些？

新型农村合作医疗补偿程序是根据补偿方案的内容设计的，不同的方案有不一样的程序，归纳各省的补偿程序主要有以下几种形式：

（1）门诊费用补偿

实行家庭门诊账户的地方，参合农民门诊费用补偿直接从家庭账户中扣除，直至账户资金用完；

实行门诊统筹的地方，由定点医疗机构垫付，农民缴纳自负部分，补偿部分的费用由定点医疗机构与经办机构按规定结算。

慢性病门诊补偿，半年或一年集中办理补偿手续。

（2）住院费用补偿

参合农民直接到乡、县经办机构办理补偿手续。

参合农民将医疗费用材料报给本村新型农村合作医疗机构代办员或经办机构，由他们到县里代办补偿手续，补偿费用由乡经办机构以现金形式直接发给参合农民或由银行/信用社转入农民的储蓄卡中。参合农民住院补偿程序如图 2—1 所示。

在县内定点医疗机构住院的，由定点医疗机构垫付，农民办理出院手续时只要交纳自负部分的钱，补偿费用部分由县经办机构与定点医疗机构按规定结算。

在县外就诊的，患者先垫交费用，出院后在规定的时间内到县合管局办理补助手续。

县内定点医疗机构和县外医疗机构就诊补偿具体程序如图 2—2 所示。

13. 什么是新型农村合作医疗“即时结报”方式？

定点医疗机构开展即时结报工作，是指参合农民在省

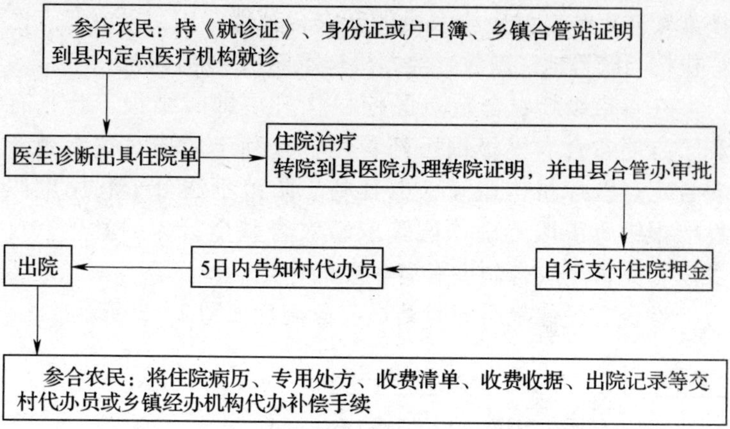

图 2—1　参合农民住院补偿程序

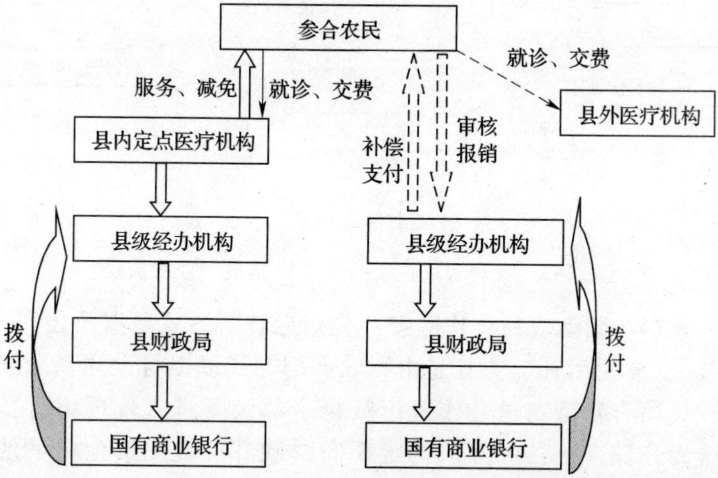

图 2—2　参合农民住院补偿程序

市级新农合定点医疗机构住院治疗，出院时由定点医疗机构按规定初审并垫付应给农民的新农合补偿费用，再由定点医疗机构与统筹地区新农合经办机构定期结算的过程。

在省市级新农合定点医疗机构开展即时结报工作，有利于方便参合农民报销医药费用，有利于加强对省市级新农合定点医疗机构监管，也有利于防范不法分子利用虚假发票报销等手段弄虚作假骗取新农合基金行为的发生，对巩固和完善新农合制度有着重要的作用。

参合农民住院后即时结报业务流程如图 2—3 所示。

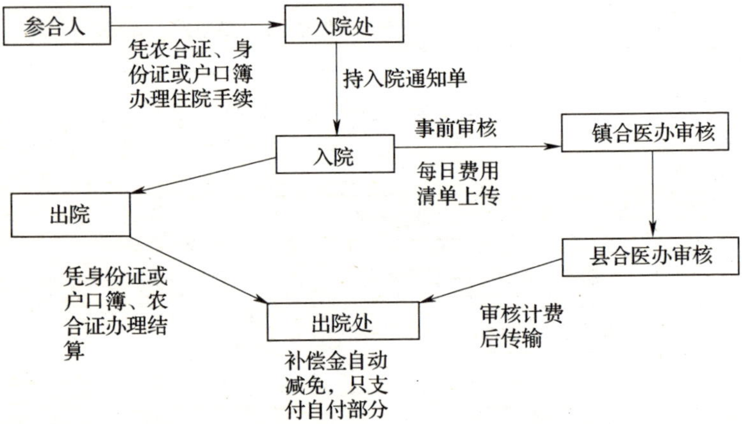

图 2—3　参合农民住院后“即时结报”业务流程

14. 新型农村合作医疗“先付后补”方式是指什么?

“先付后补”方式是由财政部门在代理银行设立基金账户，所有新型农村合作医疗资金全部及时进入代理银行基金专户储存。县经办机构定期向财政部门提出资金申请使用计划，财政部门审核同意后，开具申请支付凭证，提交代理银行办理资金结算业务，将资金转入县经办机构的支出户。

农民住院费用先自己支付，然后凭出院手续及规定票据资料到县或乡经办机构办理补偿。这种方式先由农民自己付费，可使其增强费用意识，有利于监督管理和控制消费增长，又可保证卫生院与合作医疗的经费严格分开核算，保护农民利益。参合农民住院先付后补流程如图2—4所示。

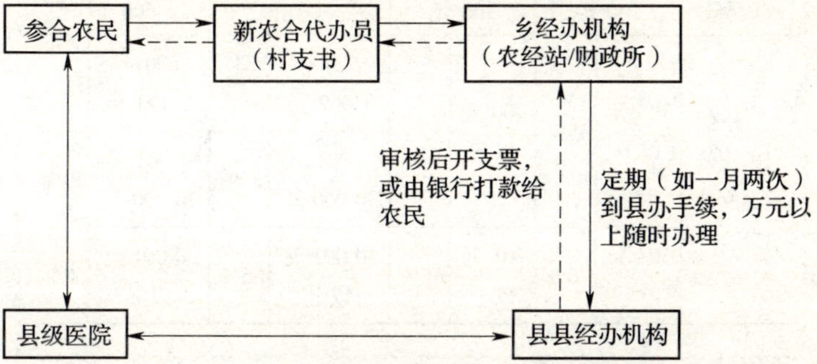

图2—4　参合农民住院“先付后补”流程图

15. 什么是新型农村合作医疗补偿比？

新型农村合作医疗补偿比是指参合农民在各级定点医疗服务机构就医后所得到的医药费用补偿占应支付医药费用的比例，又分为名义补偿比、实际补偿比。

名义补偿比是新型农村合作医疗补偿方案确定的理论补偿比，如在乡镇卫生院住院应补偿70%～80%、在县级医院住院应补偿65%～70%、在市级医院住院应补偿50%～60%。

实际补偿比是指扣除不在补偿范围之内的诊疗项目和药品费用、起付线以下和封顶线以上需自付部分后，参合农民实际获得补偿的医药费用占应支付医药费用的比例。专栏 2—4 是 × × 县 2010 年一次性住院可补偿费用标准。

专栏 2—4　× × 县 2010 年一次性住院可补偿费用标准

<table>
<tr><th></th><th colspan="2">乡镇级定点
医疗机构</th><th colspan="2">县级定点
医疗机构</th><th colspan="2">县外协议
医疗机构</th><th colspan="2">县外非协议
医疗机构</th></tr>
<tr><td>起付线</td><td colspan="2">100 元</td><td colspan="2">300 元</td><td colspan="2">500 元</td><td colspan="2">600 元</td></tr>
<tr><td rowspan="3">补偿比例（名义补偿比）</td><td rowspan="2">300 元以下</td><td rowspan="2">35%</td><td rowspan="2">700 元以下</td><td rowspan="2">35%</td><td>500 ~ 1 000 元</td><td>35%</td><td>600 ~ 1 000 元</td><td>35%</td></tr>
<tr><td>1 001 ~ 30 000 元</td><td>55%</td><td>1 001 ~ 30 000 元</td><td>50%</td></tr>
<tr><td>301 元以上</td><td>70%</td><td>701 元以上</td><td>65%</td><td>30 001 元以上</td><td>65%</td><td>30 001 元以上</td><td>60%</td></tr>
</table>

16. 新型农村合作医疗的补偿比是不是一成不变的？

新型农村合作医疗的补偿比不是一成不变的，而是随着管理水平、基金规模的扩大不断地有所提高。

2006 年至今，中央和地方各级财政每年都加大对新型农村合作医疗的补助，使得新型农村合作医疗基金增大，为提高补偿比提供了条件。

17. 什么原因导致不同级别定点医院看病补偿比例不一样？

（1）引导合理医疗服务。各地在制定新型农村合作医疗补偿比时，基本上是实行向基层定点医疗机构倾斜的政策，参合农民在级别低的定点医疗机构看病，获得的补偿比相对较高，这是因为级别高的医疗机构医疗费用也高。

（2）节约医疗成本。如果实行一样的补偿比，参合农民就不太考虑医疗成本问题，容易出现小病大看的问题，浪费医疗资源，给新型农村合作医疗基金造成风险。

（3）调节作用。参合农民有选择医院的自由，管理机构不能强迫病人在哪一级医院看病，只有通过经济杠杆的调节作用，让参合农民根据自身的经济条件理性地选择就医地点，最好是少花钱又能治好病。

18. 什么是新型农村合作医疗“大病保底补偿”方式？

新型农村合作医疗“大病保底补偿”是指按住院补偿规定，将实际补偿所得金额与住院总费用相比，如低于 $X\%$，则按住院总费用的 $X\%$（保底补偿比例）计算其补偿金额（但仍然扣除起付线金额）。对不同额度的住院医药费用实行分段保底补偿。专栏 2—5 是 × ×省 2010 年新型农村合作医疗“大病保底补偿”比例。

专栏 2—5　× ×省 2010 年新型农村合作医疗大病保底补偿比例

费用段	5 万元以下部分	5 万～10 万元段	10 万元以上部分
保底补偿比例	30%	40%	50%

注：年内多次住院者，可累计其住院医药费用，对应上述分段比例，计算“大病保底补偿”金额，再扣除每次住院的起付线金额。

19. 什么是起付线？

起付线俗称“门槛费”，是指各省（市）新型农村合作医疗补偿实施方案规定的新型农村合作医疗基金对参合农民进行补偿时计算补偿费的起点，在起付线以上的费用才按比例报销，在起付线以下的费用由参合农民自己支付。

20．设立起付线的作用有哪些？

（1）设立起付线主要是将资金补助的重点放在对大病患者的补助上，起到互助互济的功能。

（2）可以排除将门诊费用当作住院费用报销的情况，因此起付线设置较门诊平均费用略高。

（3）引导病人尽可能选择在基层医疗机构住院，不同级别医院设定了不同的起付线。

例如，某县《新型农村合作医疗补偿方案》将乡镇卫生院住院起付线定为150元，县级医院定为300元，县外医院定为1 500元，使不同病情患者选择不同级别的医院。

21．什么是封顶线？

封顶线是指各省（市）新型农村合作医疗补偿实施方案中规定的参合者医疗费用补偿的最高补助额，是新型农村合作医疗保障水平的象征。

22．设立封顶线的作用有哪些？

（1）合理使用基金。由于合作医疗采取低水平的筹资方式，支付能力不大，如果不设定支付限额，少数人过高的医疗费用可能会超越合作医疗的支付能力，出现超支情况，最终拖垮整个集体的合作医疗制度。

（2）调动参合农民的积极性。如果不设封顶线，会导致少数患者得到的补偿金额过高，影响其他参合农民的积极性。

封顶线设立的主要依据是根据当地经济发展水平，并综合考虑是否有二次补偿等其他的补偿方式、起付线水平等，一般按当地农民人均年收入的6倍来设立封顶线。

23. 设立封顶线有何优点、缺点?

设立封顶线的优点:

(1) 有利于病人更多地选择使用费用比较低又不影响治疗效果的医疗项目;

(2) 有利于限制医疗机构过度地向病人提供医疗服务,以牟取较多的经济利益;

(3) 有利于鼓励参合者重视卫生保健,防止小病拖成大病。

设立封顶线的缺点:

设立封顶线的不足之处在于,大病、重病经济风险高,是所有医疗中最需要风险分担的部分,而封顶线的设立把这些巨大风险排斥在外,从而在一定程度上降低了新型农村合作医疗的作用。

所以,对封顶线以上部分的医疗费用采取二次补偿的方式予以适当补偿,以缓解参合者因病致贫、因病返贫的状况。

24. 什么是二次补偿?

新型农村合作医疗二次补偿是指利用新型农村合作医疗统筹基金结余,对已获得大病统筹补偿的参合农民患者进行的再一次补偿。

25. 享受二次补偿必须具备哪些条件?

(1) 二次补偿是针对统筹基金结余过多,在调整完善统筹补偿方案前采取的临时性调控措施,不作为常规补偿模式,不得在年初新型农村合作医疗基金分配时预提。

(2) 当年统筹基金结余超过当年统筹基金 15% (含风险基金),历年统筹基金结余超过当年统筹基金 25% 的情况下,可进行二次补偿。

(3) 二次补偿必须坚持公开、公平、公正原则,实行

"阳光操作"，主动接受农民群众监督。

26. 二次补偿的人群包括哪些？一般什么时间实施？

二次补偿对象以当年获得住院补偿的参合农民为主。

统筹基金结余较多的地区可以对当年所有获得大病补偿的参合农民给予二次补偿；统筹基金结余较少的地区可以对当年获得大病补偿中个人负担医疗费用超过一定额度的参合农民给予二次补偿。不宜只对某些特定人群进行二次补偿。

二次补偿一般应在当年内完成，最迟于下一年度1月底前完成。专栏2—6即二次补偿的一个例子。

专栏2—6　××县特大病二次补偿政策

"二次补偿"政策强调按病种、按比例补偿。参合农民患有特大病，其住院医药费用经合作医疗补偿享受封顶线报销后，个人自付医疗费用仍在3万元以上的，可申请特大病补偿。补偿标准为可报销医药费用自付总额减去3万元起付线，再按可报销费用的50%比例进行补偿。每人每年报销特大病费用不超过5万元。

为让农民尽快享受到政策温暖，县合疗办统计出2009年住院参合患者医疗费用在5万元以上的30名患者，通知其办理相关手续。××镇前进村四组农民陈××、王××夫妇，分别患有食道癌、冠心病，本次领取"二次补偿"51 686元。××乡××村三组邹××患有肾衰竭、尿毒症，获得"二次补偿"45 133元。

资料来源：http://news.xinhuanet.com/politics/2010-05/22/c_12129119_2.htm

27．二次补偿资金发放的程序有哪些？

（1）由统筹地区新型农村合作医疗经办机构把二次补偿的人员名单和补偿金额报统筹地区财政部门，财政部门将二次补偿资金拨付统筹地区新型农村合作医疗经办机构。

（2）统筹地区新型农村合作医疗经办机构将二次补偿人员、补偿费用登记表和现金支付凭证发放给乡级新型农村合作医疗经办机构（人员）或定点医疗机构，通过乡级经办机构（人员）或定点医疗机构将现金支付凭证分发给获得二次补偿的农民。

（3）参合农民领取二次补偿现金支付凭证时，应在二次补偿人员及补偿费用登记表上签字。参合农民持现金支付凭证到代理金融机构领取二次补偿资金。领取二次补偿资金流程如图2—5所示。

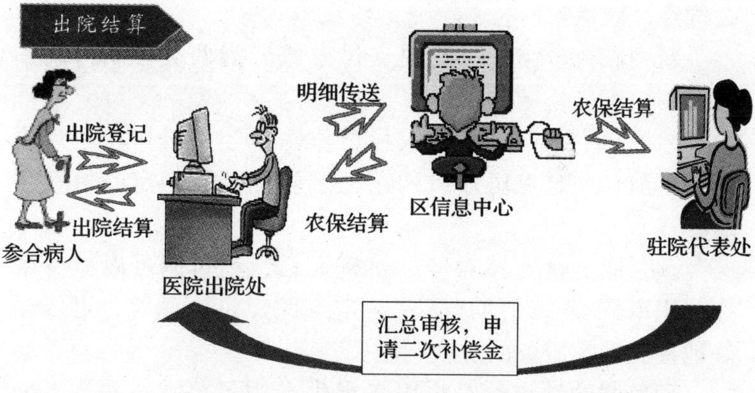

图2—5　领取二次补偿金流程图

28．什么是新型农村合作医疗的费用支付方式？

新型农村合作医疗的费用支付方式是一种经济补偿制度，是对医疗机构提供服务进行费用结算的方式。具体来说，就是病人支付给医疗机构医疗费用、新型农村合作医疗经办机构依照合同的规定补偿参合患者垫付的医疗费用的途径与方式。

29. 新型农村合作医疗的费用支付方式有什么作用？

（1）控制新型农村合作医疗基金的支出水平。通过确定合理的支付范围和水平，可以把新型农村合作医疗基金的支出控制在一个适度水平，维持基金收支平衡，保证新型农村合作医疗的可持续发展。

（2）调节病人与医疗机构的行为。不同的支付方式对病人和医疗机构的行为具有不同的经济诱导作用，产生不同的行为导向，医疗机构的服务质量与数量会随着支付方式的变化而变化。

30. 新型农村合作医疗费用支付方式分哪几类？各有什么优点、缺点？

新型农村合作医疗费用支付方式分为两类：预付制和后付制。

（1）预付制：指新型农村合作医疗经办机构在医疗服务发生前，向定点医疗机构按一定标准预先确定支付费用的方式。

预付制的优点：对经办机构而言，预付制可以减少医疗费用审核与管理的成本；对定点医疗机构而言，可以较好地控制医疗服务的过度利用。

预付制的缺点：医疗服务提供者为了节省成本，有减少医疗服务量、降低服务质量的倾向。

（2）后付制：指在医疗费用发生之后，根据服务发生的金额和数量进行付费的方式，最典型的是按服务项目付费，其特点是医疗机构收入与其提供的服务项目数直接相关。

后付制的优点：有利于调动定点医疗机构服务的积极性。

后付制的缺点：容易造成诱导需求，提供过度医疗服务。

31. 新型农村合作医疗预先确定支付费用方式有哪些？各有什么优点、缺点？

新型农村合作医疗预先确定支付费用方式包括按服务单元付费制、人头预付、单病种付费。

（1）按服务单元收费。将医疗服务过程划分为不同部分，每一个部分成为一个服务单元，新型农村合作医疗经办机构根据历史资料以及其他因素制定出平均服务单元费用标准，然后根据医疗机构的服务单元量进行付费。包括按住院床日、门诊人次定额收费等形式。

优点：费用风险双方共担，促使医方降低单元服务成本；简单固定，便于管理。

缺点：没有区分病情轻重，出现医方“避重就轻”，减少服务，使医疗质量受到影响；通过延长住院天数、分解诊次增加收入，降低了对医疗总费用控制的效果。

（2）按人头预付、总额预付。即按服务对象的人头数及平均每人需要的服务预付费用，或根据医疗机构向社会提供医疗服务总量确定支付的总额。付费额与医方实际提供的服务数量无直接关系。

优点：强制性控制就医费用，促使医方降低成本，节约医疗资源。

缺点：医方对增加服务缺乏积极性，影响服务效率和医疗质量。

（3）单病种付费。规范名称为“按诊断相关分类定额”（DRGs）。按照疾病分类标准将病人分为若干组，并根据疾病的轻重程度、合并症等分为几级，在合理诊疗的基础上，根据服务过程发生的各种费用确定各病种的治疗费用标准，具有明显的疾病治疗费用包干性质。专栏7为单病种付费的一个例子。

专栏2—7　××县新型农村合作医疗单病种定额补偿方案

（1）单病种定额补偿标准

①单纯阑尾切除术　750元/例

②成人腹股沟斜疝修补术　750元/例

③子宫肌瘤切除术　1 050元/例

④卵巢囊肿切除术　900元/例

⑤单侧大隐静脉高位结扎及抽除术　975元/例

⑥睾丸鞘膜切除翻转术　750元/例

（2）单病种定额补偿范围

参合群众在县内镇级以上（含定点民营医院）定点服务机构、县外县级及以上医院因单病种住院治疗的，均按上述定额标准给予补偿。

（3）单病种定额补偿费用结算

按照正常结报程序，在计算机联网结报范围内，即按单病种定额补偿标准给予补偿；在县外非联网范围内的单病种医药费用，由所在地合管所结报。如病人实际发生的医药费用低于定额补偿标准的，按实际发生费用结算补偿资金。

资料来源：《××县2010年新型农村合作医疗补偿方案》。

优点：就医费用经济风险双方共担，增加了医疗机构经济责任，有利于医疗机构控制成本费用；从制度上改变医方为增加收入而“诱导需求”行为，有效控制医药费用的不合理上涨；通过制定和实施临床诊疗路径，既促进了合理医疗又保证了医疗质量。

缺点：医方为了自身利益，会产生对就诊病人升级诊断或转嫁费用现象。专栏2—8为单病种付费效果示例。

专栏2—8　试行单病种付费比过去降低20%费用

部分省对单病种付费进行积极探索。其基本做法是：选择诊断相对明确、治疗方案较为稳定、规范的常见病种；组织专家制定临床路径，作为合理医疗、确保质量的依据；根据病种成本、已往病例费用调查等因素制定病种价格；建立按病种付费的评价指标体系。

××省首先在全省二级以上医疗机构实行“单病种限价”管理，每个医疗机构自行选择3~5个病种，为按病种付费试点改革提供了基础。2006年，××省在××市医学院第一附属医院等三家医院对30个病种试行单病种付费改革试点。此后两年××省委、省政府将实行“单病种付费”作为承诺为群众办好的“十大实事”之一，大力推进。2007年按单病种付费扩大到39家“三甲”医疗机构；2009年试点工作达到了100家医疗机构、100个病种。

据对最先试点的××医学院第一附属医院单病种付费试行情况的调查，试行单病种付费比过去按项目付费的实际收费水平降低了近20%。

资料来源：中国经济导报，2009—2—23

32. 按服务项目付费方式是什么？优点、缺点分别是什么？

按项目付费是运用最为广泛的收费方式，即根据患者在就医过程中发生的检查、治疗、住院、手术、用药等服务项目、价格及提供数量分别计费。

优点：最大限度地考虑了患者就医的个体差异，发生的费用针对具体项目；医疗机构的收入直接与服务量挂钩，容易调动医方提供服务的积极性；有利于促进医疗服务发展和技术进步，提高医疗质量。

缺点：

（1）按服务项目付费刺激提供服务，医疗费用难以控制，一方面消费者依赖供方提供服务信息；另一方面经济诱因刺激供方增加服务量，这种现象被称为“诱导需求”。即使在医疗服务单价确定的情况下，医疗服务提供者仍能通过增加服务数量来提高费用。

（2）需要进行逐项审核，管理成本较高。

（3）医疗服务价格难以科学而准确地确定。

（4）容易倾向于发展高、精、尖医学科学技术，忽视常见多发病的防治工作。

33. 什么是新型农村合作医疗费用共付制？

新型农村合作医疗费用共付制是指对参合农民患者的医疗费用由新型农村合作医疗经办机构和参合患者共同支付。

34. 为什么新型农村合作医疗要采取医疗费用共付制？

（1）可以控制合作医疗资金支出；

（2）参加人在就医时自己缴纳部分费用，可促使其合理选择医疗服务项目，减少浪费。

在新型农村合作医疗方案设计中，通常使用“报销比例”。报销比例超过80%就可能造成浪费，个人出大头就不会随意消费，而低于20%就对患者帮助不大。

35. 什么是新型农村合作医疗分级、分段、分项、累进补助，分次结报?

(1) 分级。指对定点医疗机构按镇级、市级和市外三个级别进行管理，不同级别的医疗机构执行不同的报销比例。

(2) 分段。指的是报销标准中划分的各段。

(3) 分项。指的是各省市有关新型农村合作医疗基本用药目录和住院病种目录规定的补助项目和不予补助项目等。

(4) 累进补助。指的是按分段计算出的报销额进行累计，以核算某一时段住院费用的报销情况。

(5) 分次结报。指每住院一次单独结报一次。

36. 什么是新型农村合作医疗确认的特殊慢性疾病?

新型农村合作医疗确认的特殊慢性病是病情严重、严重影响生活和生命质量、需常年不间断地连续治疗、医疗费用巨大的慢性疾病。

37. 新型农村合作医疗中常见“慢性病”、特殊“慢性病”大致包括哪些?

部分地方新农合规定的常见“慢性病”包括以下病症：高血压（Ⅱ、Ⅲ期）、心脏病并发心功能不全、冠心病（心肌梗塞）、脑出血及脑梗塞恢复期、慢性阻塞性肺气肿及肺心病、慢性溃疡性结肠炎、慢性活动性肝炎、肝硬化失代偿期、慢性肾炎、饮食控制无效的糖尿病、甲状腺功能亢进（减退）、癫痫、肝豆状核变性、帕金森氏病、风湿（类风湿）性关节炎、重症肌无力、系统性红斑狼疮。

特殊“慢性病”包括以下病症：再生障碍性贫血、白血病、血友病、精神分裂症、恶性肿瘤放化疗、慢性肾功能不全透析治疗、器官移植抗排治疗、心脏换瓣膜术后、血管支架植入术后等。

38. 办理“慢性病”《门诊治疗专用手册》手续有哪些？

部分地方规定的手续有：

（1）个人申请。领取“新型农村合作医疗慢性病申请表”。填写后连同本人身份证或户口簿、《合作医疗证》、一年内医院诊疗资料，交本村卫生所（或卫生院）。

（2）逐级上报。村卫生所将《申请表》及相关资料报乡镇卫生院，乡镇卫生院对相关资料进行初审后，签署意见，报县级新型农村合作医疗管理中心。

（3）鉴定确诊。县级新型农村合作医疗管理中心组织“慢性病鉴定专家成员”，对上报的资料进行审核、鉴定、确认；资料不能说明问题，需再做检查者，检查费用患者自负。

（4）公示名单。对确诊的慢性病门诊治疗患者，县级新型农村合作医疗管理中心采用多种形式向社会公示，一周后，对无群众举报者，发放“慢性病门诊治疗专用手册”，有效期到当年年底。每年年初确定慢性病并对上年度确定的“慢性病”进行复审，对新发生的大病院外治疗患者根据情况随时审批。

39. 《新型农村合作医疗参合农民慢性病门诊记录证》的有效期有多长？

经审核批准的《新型农村合作医疗参合农民慢性病门诊记录证》的有效期限为新型农村合作医疗的 1 个运作周

期，即 1 月 1 日—12 月 30 日。

期满需要继续门诊治疗的，应按审批程序重新办理审批手续。《新型农村合作医疗参合农民慢性病门诊记录证》超过有效期限未重新办理审批手续，门诊治疗费用停止报销。

40. 患特殊慢性疾病的参合农民如何申请补偿?

部分典型省份是这样规定的:

(1) 患特殊慢性疾病的参合农民持《参合农民慢性病门诊记录证》到定点医疗机构就诊;

(2) 特殊慢性疾病每年 12 月份补偿一次，办理补偿时，需携带《医疗证》或《医疗卡》、身份证或户口簿、《参合农民慢性病门诊记录证》、费用发票等资料到乡镇农合办办理补偿手续;

(3) 乡镇农合办对其门诊费用进行审核后按照规定进行上报，县合管中心复核无误后拨付补偿基金，时间至收到材料之日起不超过 5 个工作日。

41. 患特殊慢性疾病的参合农民补偿范围与标准是什么?

(1) 补偿范围。特殊慢性疾病门诊医疗费用补偿范围限于与本病有关的药品和检查治疗费用。

(2) 补偿标准。经鉴定符合标准的特殊慢性疾病患者实行医疗费用补偿总额控制，不设起付线。

在门诊发生的可补偿费用，大部分地区按在乡镇定点医疗机构发生费用的 45% 予以补偿；在县级定点医疗机构发生的费用按照 40% 的比例予以补偿，特殊情况需要到药店（附二级以上医疗机构处方）、市级以上门诊购药和治疗的必须经县合管中心批准，按照 30% 的比例进行补偿；补偿的费用从门诊统筹基金中列支。年度内累计补偿总额为5 000元，超过最高支付标准的医药费由患者自付；同时患几种特殊慢性疾病的，补偿总额最高为6 000元。

42. 什么是新型农村合作医疗意外伤害补偿?

意外伤害是指外来的、突发的、非本意的、非疾病的使身体受到伤害的客观事件，也纳入新型农村合作医疗费用补偿范围。

43. 意外伤害属于新型农村合作医疗费用补偿范围的包括哪些?

参合农民发生下列情况的意外伤害，其医疗费用可纳入新型农村合作医疗统筹基金支付范围：

（1）参合农民在无责任人的情况下发生的意外伤害；

（2）参合农民在有责任人的情况下发生的意外伤害，且责任人无赔偿或有部分赔偿能力，以及无法确定责任人的。

44. 不属于新型农村合作医疗费用补偿范围的情况包括哪些?

（1）因实施自杀自残、打架斗殴、酗酒滋事等一切违法行为所致的意外伤害；

（2）因交通事故所致的意外伤害；

（3）受雇劳动取得报酬的意外伤害；

（4）经工伤认定部门认定属于工伤的意外伤害；

（5）后在非定点医疗机构治疗的意外伤害。

45. 申请新型农村合作医疗意外伤害补偿的程序有哪些?

部分典型省市对申请新型农村合作医疗意外伤害补偿的程序有如下规定：

（1）报审。参合农民因意外伤害需住院治疗的，一般应到新型农村合作医疗定点医疗机构，且应当在住院 48 小时内（节假日顺延）主动向定点医疗机构说明情况，填写《参合农民意外伤害说明表》，参合农民无法填写的，可由其代理人填写，并注明与参合农民的关系。经定点医疗机构农合办确认后，在 24 小时内办理联网住院登记手续，通过网络上传其真实的意外伤害发生经过和病情摘要等信息。

参合农民因欠费等原因，暂时不享受新型农村合作医疗待遇的，也应当按照上述规定办理意外伤害网上报审和审核手续。

（2）审核。县合管中心对定点医疗机构上传的审核申请及时进行网上审核，伤害情节简单、原因明确，且符合住院病种目录范围的，直接在网上予以核准。

（3）复审。经网上审核，对伤情较重、原因复杂需进一步审查的，县合管中心及时通知定点医疗机构。定点医疗机构应当立即告知参合农民或其委托代理人，在 3 个工作日内携带以下材料到县合管中心办理意外伤害复审手续：

①住院登记时填写的《参合农民意外伤害说明表》。

②急诊门诊病历和定点医疗机构出具的《参合农民意外伤害审核表》。

③参合农民所在工作单位（或学校）出具的意外伤害发生时间、地点、原因和经过等情况的相关证明。无单位的，提供所属的居民委员会出具相关证明。必要时需提供目击证人证明。

（4）对伤害情节严重、原因复杂的个案，新型农村合作医疗经办人员应现场勘察，经办人员至少两人。

（5）下列情况，还需分别提供如下材料：

①在刑事或治安案件中因他人违法导致参合农民受到伤害的，提供公安机关的报警记录或案件受理证明；

②无法确定责任人的意外伤害事件，提供目击者证明或相关责任人无责任的鉴定与证明材料。

复审、现场勘察通过的，县合管中心及时予以核准，时间不应超过10个工作日。参合农民报审材料不全的，其发生的医疗费用新型农村合作医疗基金不予支付。

46. 新型农村合作医疗对意外伤害费用如何补偿？

部分省市规定，经县合管中心核准的，符合新型农村合作医疗“病种目录”标准、纳入统筹支付范围内的意外伤害医疗费用，按照新型农村合作医疗普通住院结算方式，降低10%的比例给予结算。但有下列情况的，按以下方式结算：

（1）参加新型农村合作医疗的少年儿童、学生因意外伤害发生的急诊医疗费用，由个人先行垫付，治疗结束后，携带相关材料、费用明细和有效票据，到县合管中心办理审核与报销手续。

其中，属校方责任险赔付范围的，应先由校方责任险赔付，赔偿的医疗费达不到新型农村合作医疗支付标准的，由新型农村合作医疗基金补足差额。报销时需提供校方责任险赔付的有效票据及复印件。

（2）在刑事或治安案件中，因他人违法行为导致参合农民意外伤害发生的医疗费用，由个人先行垫付。符合下列情况的，可申请补偿医疗费：

①伤害发生之日起6个月后，因案件未破获无法确定责任人，或经人民法院判决责任人无赔偿能力，致使治疗伤害发生的医疗费无法解决的，参合农民患者应携带公安机

关出具的案件侦破情况证明，或人民法院判决书、裁定书等相关材料，以及住院病历、费用明细和有效票据等，到县合管中心办理审核和报销手续。

②参合农民患者经人民法院判决获得部分赔偿，或申请获得救济金的，其赔偿额或救济额未达到新型农村合作医疗基金支付标准的，可到县合管中心办理补足差额的报销手续。

案件破获确定责任人，或责任人恢复赔偿能力的，县合管中心有权通过法律途径向责任人追偿。

（3）其他由责任人导致的意外伤害所发生的医疗费，由责任人按有关法律法规优先给予赔偿。赔偿额未达到新型农村合作医疗支付标准的，参合农民可携带人民法院判决书、裁定书以及意外伤害报审的其他相关材料、住院病历、费用明细和有效票据等，到县合管中心办理补足差额的报销手续。

47. 新型农村合作医疗健康体检费用的支付标准如何确定？

根据确定的新型农村合作医疗健康体检项目的收费标准，结合医疗机构提供的优惠条件，合理确定新型农村合作医疗基金支付标准：

（1）提供健康体检服务的医疗机构能够接受；

（2）新型农村合作医疗基金能够承受，参加健康体检的参合农民满意。

48. 新型农村合作医疗健康体检费用的支付方式如何确定？

体检工作完成后，新型农村合作医疗管理经办机构根据健康体检服务协议和医疗机构的申报材料，对医疗机构已开展新型农村合作医疗健康体检情况进行认真核查，并将体检机构、受检者名单、体检项目、体检费用等广泛公示，公示期间无异议或举报的，方可将健康体检经费拨付至医疗机构。

不得采取预算安排或预拨的方式，将健康体检资金直接划拨给医疗机构。

49. 参合农民狂犬病疫苗接种报销补偿包括哪些？

部分省市规定，凡参合农民为犬、猫等动物致伤的狂犬病暴露者（包括咬伤、抓伤或擦伤），经县（市、区）内新型农村合作医疗定点医疗机构或各级疾病预防控制中心确诊，并接受狂犬病疫苗全程接种后（含因死亡未完成全程接种的病例），均可获得补偿。

在县外接种狂犬病疫苗的患者，必须在被犬、猫等动物伤害两日内告知其户籍所在地新型农村合作医疗经办机构，否则不予报销。

50. 参合农民狂犬病疫苗接种报销补偿形式及标准是什么？

部分省市规定，参合农民狂犬病疫苗接种补偿形式为定额补偿。

参合农民经确诊为狂犬病暴露患者，并全程接受狂犬病疫苗接种，每人补偿100元以上（各地可根据实际情况调整）。死亡病例，接种费用不足100元的，实报实销，超过最高限额的，按最高限额补偿。

费用列入大病统筹支出，不计入门诊费用。

51. 参合农民狂犬病疫苗接种报销补偿程序有哪些？

部分省市对参合农民狂犬病疫苗接种报销补偿程序有如下规定：

（1）参合农民在户籍所辖县（市、区）内被犬、猫伤害者，在县内定点医疗机构和疾病预防控制中心门诊就诊，全程接受狂犬病疫苗接种，在定点医疗机构或疾病控制中心获得及时补偿。

（2）参合农民在户籍所辖县（市、区）外被动物咬伤者，应于接种狂犬病疫苗后1个月内返回户籍所在地新型农村合作医疗经办机构办理报销。

52. 新出生儿童如何享受新型农村合作医疗补偿?

对筹资时未出生、在新型农村合作医疗基金有效补偿时间内（当年1月1日—12月31日）出生的儿童，各地的补偿方式大概有两种：

（1）报名办理参合手续。由其家长凭出生医学证明、户口簿，到所在镇新型农村合作医疗结报点办理参合手续。缴费额度按当年新型农村合作医疗个人筹资标准执行。新出生儿童自缴费之日起满60天后方可享受当年新型农村合作医疗补偿待遇。

（2）随母亲享受当年新型农村合作医疗保障。婴儿从出生之日起就可随母亲享受当年新型农村合作医疗保障，不需额外缴纳参合资金。专栏2—9是某省相关规定。

专栏2—9　××省关于婴儿出生当年享受新型农村合作医疗保障问题的通知

各地级以上市卫生局，省管定点医疗机构：

为使农村新生婴儿及时享有新型农村合作医疗保障，现就有关问题通知如下：

凡母亲当年参加新型农村合作医疗的，婴儿从出生之日起就可随母亲享受当年新型农村合作医疗保障，不需另外缴纳参合资金。母亲未参加新型农村合作医疗的，婴儿出生当年不享受新型农村合作医疗保障。

婴儿检查治疗费用，以参合母亲名字办理补偿。参合母亲与婴儿2人当年享受新型农村合作医疗补偿限额为参合母亲的最高补偿限额，即大病住院和特殊病种门诊享受住院补偿封顶线内的补偿，普通门诊享受门诊统筹最高限额内的补偿。符合医疗救助条件的，可申请医疗救助。

婴儿在实行即时补偿的定点医疗机构就医的，需出示出生证和母亲的身份证、合作医疗证办理住院手续或门诊补偿登记，除记录婴儿姓名外，需加注母亲的姓名、身份证号等有关信息。在办理补偿时，以参合母亲名字办理补偿，在婴儿单独住院的票据、住院凭证、费用清单上，必须注明是随母亲享受新型农村合作医疗补偿，在报销补偿登记表的相关栏目上，记录疾病及治疗情况。实行新型农村合作医疗信息系统办理补偿的，在补偿栏目中选定参合母亲个人资料。

婴儿就医后享受新型农村合作医疗补偿的凭证保管归档，个人资料要留存母亲的资料，还需留存婴儿出生证复印件作为报销补偿的原始凭证。

上述意见请各地尽快行文实施。在执行过程中遇到什么问题，请与厅农村合作医疗办公室联系。

××省卫生厅

二〇〇九年四月二日

53. 参合农民住院和报账包括哪些手续?

参合农民最好到定点医院住院，可自由选择任何一家定点医院。

(1) 在乡镇卫生院住院的

持医疗证、有效身份证明及复印件、发票、用药日清单直接到乡镇卫生院报账。

(2) 在县城医院住院的

住院：持医疗证、住院证到医院服务窗口（医保科）办理住院手续。

报账：持医疗证、有效身份证明及复印件、发票、用药日清单到服务窗口（医保科）报账。

(3) 在县外（包括省、市、外县）住院的（限急诊）

住院：持医疗证住院，3 天内向县合管办报告。

报账：持医疗证、有效身份证明及复印件、出院证、发票、用药日清单、病历复印件到本人户口所在乡镇合管站报账。

(4) 需转诊的，需由医院出具转诊意见报县合管办批准。

(5) 特殊门诊的补偿。特殊门诊每季度补偿一次。凭医疗证、有效身份证明及复印件和县以上定点医疗机构（含县级）出具的疾病诊断证明到县合管办备案，由县合管办根据患者要求确定医疗机构，治疗结束或本运行年度结束凭发票、用药日清单、处方、病历到县合管办报账。

专栏 2—10　山东省新型农村合作医疗实现跨省“漫游”

山东省济宁市微山县紧邻江苏省徐州市的铜山县和沛县，有数万渔民常年生活在微山湖内，因去微山县城水路较远，渔民的卫生诊疗十分不便。多年来，渔民们大多就近选择来徐州就医。

为方便微山湖区渔民就近看病，山东省微山县合作医疗管理办公室主动与徐州市的徐州医学院附属医院、铜山县马坡镇卫生院等5家医院分别签订定点医疗合作协议，建立网络平台，实现了新型农村合作医疗的跨省联网。微山人来徐州定点医院看病，可按本省规定的比例，享受“即时报销”。报销的钱由医院垫资，然后定期和微山县合管办结算。

为了接待微山患者，马坡镇卫生院专设了“微山县新型农村合作医疗补偿报销窗口”。

资料来源：http：//news. xinhuanet. com/politics/2010-05/31/c_ 12160354. htm

54. 参合农民转院就诊如何报销？

（1）参合农民因治疗需要转往其他非指定新型农村合作医疗定点医疗机构，应由转出医院出具转诊证明，填写《农村合作医疗转院诊治申请表》一式两份，转出驻院代表登记、报服务管理中心批准；

（2）转入医院同意收治、医务部门盖章确认；

（3）转出、转入医院分别在驻院代表处登记备案；

（4）转入医院住院处办理转入住院登记（入院）、病历（出院，持出院通知书），凭身份证、医保卡、出院小结、诊断证明、收据到驻院代表处办理报账。

专栏 2—11　××市新型农村合作医疗 2009 年度出外就诊补偿申请书

新型农村合作医疗服务中心：

本人因生病住院，在__________（医院）就医，现需向贵中心申请合作医疗补偿，请予支持！

申请人：　　　　　　　　接收人签名：

申请日期：　　　　　　　接收日期：

新型农村合作医疗参合农民补偿须知

（一）当您住院治疗时请告知医生有参加“新型农村合作医疗”，请医生在用药时尽量使用医保药，可补偿的费用才会较多。

（二）当您办结出院手续后，请及时到户口所在乡镇卫生院或就近任选一个新型农村合作医疗服务网点（××市医院除外）申请补偿，并请务必带齐以下材料：

1. 签名后的补偿申请书；

2. 专管员签章后的入院登记卡；

3. 参合患者的身份证、户口簿原件及复印件；

★4. 盖有诊治医院公章的疾病证明；

★5. 盖有诊治医院公章的出院小结；

★6. 盖有诊治医院公章的长短期医嘱；

★7. 住院费用总清单；

★8．住院费用发票原件、复印件；

9．计划内生育住院的，还应提供结婚证、准生证原件及复印件；

10．非参合患者本人领款时，需提供领取补偿款授权书及被授权人身份证原件及复印件；

11．根据实际情况需提交的其他材料。

（三）当您需要转院请重新进行入院登记。

特别提醒：挂床住院医疗费、门诊医疗费，以及在营利性医院等非定点医疗机构住院所产生的费用，根据市政府的规定，都是不能补偿的。未尽事项详见《××市2009年度新型农村合作医疗管理办法》。

（四）参合期限：2009年1月1日零时起至2009年12月31日24时止；补偿截止日期：2010年1月31日。

咨询电话：______　　地址：____________

55．参加新型农村合作医疗参合农民发生的医疗费用如何补偿？

参合农民可以自由到市内的定点医疗机构住院，无需办理转院手续，并直接在定点医疗机构减免报销。如因病情需要或医疗条件所限需转到省级医院住院治疗，必须办理相关转诊手续（急诊急救除外）。

56．报销医疗费用比较少时，如何给予补偿？

部分省市规定，如果参合农民患者一次性住院的报销比例达不到本次住院总费用的30%时，将按本次住院总费用的30%给予补偿。专栏2—13即为某省案例。

专栏2—12　××省参合农民报销医疗费用较少时的补偿方案

一位参合农民因患某病在某省级医院住院治疗，共花费医疗费用10 000元，剔除未进报销范围的费用5 000元，还须减去起付线600元，这位农民的报销金额是（10 000－5 000－600）×40%＝1 760（元）。但这位农民的报销金额1 760元，达不到其住院医疗费用10 000元的20%，则按其住院医疗费用的20%给予报销，即这位农民实际得到的报销金额是2 000元。其他等级医院依此类推。

资料来源：http：//www. syhealth. gov. cn

57. 参加新型农村合作医疗的孕妇生育可以报销吗？

根据《关于巩固和发展新型农村合作医疗制度的意见》，要适当扩大特殊疾病门诊报销范围，从2010年开始，将农村妇女住院分娩纳入报销范围。

前提条件是要办理准生证。

各地报销标准都不一样，具体报销额度根据当地的新型农村合作医疗补偿标准而定。

异地分娩也可以报销，具体报销流程和外地就医报销流程一样。

58. 新型农村合作医疗对当年未发生医药费补偿的参合农民有何优惠政策？

（1）参合农民全户全年未发生任何新型农村合作医疗

补偿，且下一年继续参合的，该户下一年的住院补偿比例将按正常补偿比例上调1%～2%。参合农民连续参合此项政策连续享受，一旦中断参合将不再享受，且提高总幅度不超过5%。

（2）对一年没有享受住院或门诊费用报销的参合农民，合作医疗为其提供一次免费体检的机会。

59. 新型农村合作医疗除大病住院补助外还包括哪些优惠措施?

从部分地方的实践中看，较有效的优惠措施有：

（1）参合农民到镇卫生院或县医疗就诊，可免收1元挂号费；

（2）一些检查项目，如X射线检查等，也可减收10%～20%的费用。这种办法一般为医疗机构的让利措施，对群众有一定补偿，简便易行。

60. 新型农村合作医疗门诊账户如何减免?

参合农民在门诊就诊时，携带《合作医疗证》，在就诊定点医疗机构根据《合作医疗证》中家庭账户现有的金额直接减免门诊费用，超出部分由参合农民自付。

61. 参加新型农村合作医疗的优抚对象如何补偿?

（1）参加新型农村合作医疗的优抚对象，首先由民政部门按照有关政策进行报销。

（2）参合患者需向镇（乡）合管办提供民政部门出具的《优抚对象新型农村合作医疗报销介绍信》，新型农村合作医疗经办机构对优抚对象经民政部门报销后的剩余金额部分按照新型农村合作医疗标准进行报销。

62．为了减少不必要的麻烦，提高补偿费用，参合农民住院需要注意哪些事情？

（1）住院前“二看”。一看《医疗证》的住院须知，熟悉相关程序，尽量减少麻烦。二看自己住院时是否选择定点医院，如到非定点医院住院则补偿费用较低。

（2）住院中“二查”。一查医生是否严格控制了自费药品比例，认真执行了自费药品告知认可制，使用自费药品是否经过参合人签字同意。如自费药品太多，会影响补偿金额。二查医院是否为参合人提供了出院证、发票和用药日清单。

（3）报账前“二检”。一检报账日期，看是否为规定的报账时间。二检材料准备，看医疗证、出院证、发票、费用日清单、有效身份证明及复印件等材料是否齐全（村委会证明已取消）。

专栏 2—13　参合农民就诊住院宣传歌

看病选定点，证件带齐全，身份就诊证，样样不能少。
医生开诊断，来到农合办，填写通知单，医院交押金，
住院把病治，处方要复写，患者要签字，治愈出院时，
交钱把账结，结算要清单，医院合管科，报销手续办。

63．新型农村合作医疗报销时为什么一定要费用清单？

（1）医药费用清单反映了患者在医院住院时的各项费用，提供费用清单一是便于业务审核，剔除不符合补助的项目和基本药物目录以外的药物；

（2）监督定点医疗机构对患者是否合理施治、合理用

药；

（3）审核药物及服务价格是否符合规定。

64. 新型农村合作医疗费用报销为什么要提供相关资料？

医疗费用报销一定要提供相关资料，是防止弄虚作假套取合作医疗资金或出现多报、少报、重报等现象。

（1）不提供有效身份证明，仅凭《合作医疗证》就很容易骗取合作医疗资金；

（2）不提供出院证（或疾病诊断书）、住院结算清单，就无法对疾病定性，计算出来的自付部分不准确，会导致多报或者少报的现象发生；

（3）不提供医院原始发票就会出现重复报账的现象。

为了杜绝这些事情的发生并确保参加合作医疗的农民群众的利益不受到损害，必须提供相关材料。

65. 参合农民丢失了发票原件还可以报销吗？

参合农民丢失了发票原件，单凭原住院单位的发票复印件，是不能给予报销的。

但参合农民个人提出书面申请，由村委会和原住院单位出具意见和相关证明材料，如医药费用清单、疾病诊断证明等，经县合医办审核后也可以给予报销。

66. 参加新型农村合作医疗同时购买商业保险，医疗费用如何办理补偿？

参合农民同时购买了商业医疗保险的，可在任何一方首先办理报销理赔。

（1）先在商业保险办理赔付的，新型农村合作医疗的报销补偿按其住院费用总额，减去自费药和自费诊疗项目后计算。

参合农民在商业保险办理赔付，交付票据原件的，应由收票单位在票据复印件上注明已报销赔付金额，盖上单位公章，并附上商业保险理赔支付明细凭证。

（2）先在新型农村合作医疗办理报销补偿，后到商业保险公司办理赔付的，票据原件应作为新型农村合作医疗报销补偿凭证保存，新型农村合作医疗经办机构应向商业保险公司提供票据复印件和报销补偿金额等证明材料。

67．参加新型农村合作医疗后又考上大学者如何补偿？

参加了新型农村合作医疗的在校学生考上了大学后，户口外迁至就读学校所在地，在当年年底前，如果因病需要报销，仍可享受新型农村合作医疗的补偿。

但因为考上大学后就不再是当地的农业户口，因此第二年将不能参加新型农村合作医疗。

三、新型农村合作医疗服务与利用

1. 什么是新型农村合作医疗的定点医疗机构?

新型农村合作医疗定点机构是指遵守新型农村合作医疗政策规定，与县级新型农村合作医疗管理机构（一般由卫生行政主管部门作为代理）签订医疗服务协议，履行为参合农民提供安全、有效、价廉的医疗服务职责，自觉接受新型农村合作医疗经办机构、参合农民及社会各界广泛监督的合法医疗机构。

2. 确定新型农村合作医疗定点服务机构应遵循哪些基本原则?

（1）方便就医。定点医疗机构布局合理，方便参合农民就医。优先考虑在农民群众居住集中、交通便捷的村、乡镇、县城选择医疗机构。定点医疗机构不一定与地方行政建制一致，不需要按照地方行政建制管辖划片。

（2）结构合理。定点医疗机构应为非营利性医疗机构。兼顾综合与专科、中医（含中西医结合、民族医）与西医，技术和功能合理配置，合理布局，形成网络，满足参合农民到不同类别、不同专科特色、不同级别医疗机构就医的需求。

（3）合理分配医疗卫生资源。确定定点医疗机构应有利于促进医疗卫生资源的优化配置，提高医疗卫生资源的利用效率；有利于促进分级医疗、双向转诊体系的建立；有利于促进医疗机构合理竞争，提高医疗服务质量。

（4）动态管理。新型农村合作医疗经办机构建立定点医疗机构准入和退出制度。对符合定点医疗机构准入条件的应及时吸纳为定点医疗机构，为参合农民提供医疗服务；对已进入定点医疗机构但有严重违反新型农村合作医疗政策和制度规定行为的，取消其定点医疗机构资格。对定点医疗机构的医疗服务行为、质量和医疗费用控制等进行定期考核评估，并将考核评估结果作为重新认定其定点资格的依据。

3. 新型农村合作医疗定点医疗机构如何确认?

部分省市规定了如下确认新型农村合作定点医疗机构的流程：

（1）发布公告。县市新型农村合作医疗管理机构发布麟选定点医疗机构的公告，明确相关的条件、责任、义务、申报方式和时限等。

（2）提出申请。医疗机构根据新型农村合作医疗定点医疗机构基本条件及有关规定，自愿向本县县级新型农村合作医疗经办机构提出申请，填报由卫生行政部门印制的《新型农村合作医疗定点医疗机构申请书》。

（3）审核确定。由县级及县级以上新型农村合作医疗经办机构根据定点医疗机构条件，对提出申报要求的医疗机构所提供的书面材料进行审查。书面审查通过后，由县级及县级以上新型农村合作医疗经办机构组织经办机构工作人员对申报的医疗机构进行现场审查。

（4）签订协议。新型农村合作医疗经办机构对定点医疗机构实行协议管理。由市、县两级新型农村合作医疗经办机构与定点医疗机构共同签订协议。协议内容包括服务范围、服务内容、服务质量、费用结算、审核与控制的办法以及双方的权利、义务、责任等，协议有效期为1年。任何一方违反协议，对方均有权解除协议，但需提前1个月通知对方和有关参保人员，并报市级新型农村合作医疗经办机构备案。

(5) 定点确认。由市级及各县（区）级新型农村合作医疗经办机构协商审核，一致通过后，由市级新型农村合作医疗经办机构下发文件确认新型农村合作医疗定点医疗机构，并报省级卫生行政部门备案，同时每年向社会公布一次。

(6) 考核变更。对定点医疗机构实行动态管理，每年由县（市）新型农村合作医疗管理委员会组织专家小组进行现场考察，并写出考察报告，达到基本条件的由县（市）合作医疗管理委员会与定点医疗机构续签合同，达不到基本条件的取消定点医疗机构资料，待整改后重新申请确认。

新型农村合作医疗定点医疗机构的确认程序如图3—1所示。

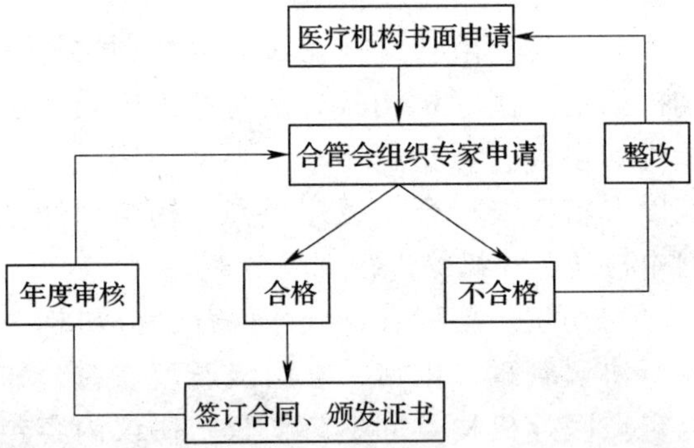

图3—1　新型农村合作医疗定点医疗机构的确认程序

4. 为什么新型农村合作医疗管理机构与定点医疗机构要签订服务合同？服务合同包括什么？

服务合同是新型农村合作医疗管理机构与定点医疗机构之间的契约，新型农村合作医疗管理机构通过签订服务合同的方式，将参合农民的医疗服务交由定点医疗机构负责，明确双方的权利和义务，以及违约方应该承担的责任。

使双方合作行为具有一定的法律效应，规范新型农村合作医疗管理机构与定点医疗机构之间行为。

服务合同应包括医疗服务的提供、费用控制、药品的提供、不予支付的项目、医疗费用给付办法、违约责任、争议处理以及有效期限等。下面的专栏是某市服务合同的内容。

专栏 3—1　××市 2010 年新型农村合作医疗定点医疗机构服务合同

甲方：______县新型农村合作医疗管理委员会办公室

乙方：____________医院

根据省、市有关文件精神，甲、乙双方本着互利互惠原则，就为参合农民提供合作医疗服务达成以下协议：

一、甲方权利义务：

1. 甲方认定乙方为____________县新型农村合作医疗定点医疗机构。

2. 甲方应认真执行市新型农村合作医疗补偿方案及各项规定。

3. 甲方在接到乙方核实外伤、中毒病人的电话通知后，应及时稽查核实，并出具稽查证明。

4. 甲方在接到乙方参合补偿报表、清单及相关资料后，应及时审核拨付。

二、乙方权利义务

1. 乙方严格执行市新型农村合作医疗的相关规定。

2. 乙方收治新型农村合作医疗病人时按以下原则办理：

（1）乙方负责核实转诊病人的参合情况，如有疑问，应立即电话通知甲方予以确认，如甲方未在5个工作日内给予确认，乙方则按参合病人处理，甲方负责该病人的补偿。

（2）乙方收治外伤或中毒参合病人，应在病历中如实记载外伤、中毒的原因，如有疑问应及时通知甲方，由甲方负责核查，甲方应予以确认（提供稽查证明），甲方未提供稽查证明者，乙方不予补偿。

3. 乙方每月底将当月补偿报表、清单、参合病人出院记录首页、特殊病种审批表、出院清单、收费单据、有病人或家属签名的补偿清单送交甲方审核，以办理拨款手续。

4. 乙方指定________科（联系人：________，电话：________）为新型农村合作医疗服务职能科室，负责本院新型农村合作医疗服务与管理的有关工作。

5. 乙方应认真执行《××省新型农村合作医疗基本药物目录（××修订版）》，目录药品可补偿诊疗费用不低于80%，低于此标准时，按照此标准为病人结报，乙方承担医院支付责任。乙方不得让住院病人在门诊或药店自购目录外药品、材料。否则，按该病人补偿费用的2~4倍扣减拨付经费。

6. 乙方应严格控制参合病人住院费用增长速度，年次均费用增长率要确保控制在农民人均收入增长幅度以内，对于因未有效控制次均费用导致新型农村合作医疗基金超支，乙方按照增长幅度承担相应的超支费用。

7. 乙方采集用于计算参合病人补偿的住院信息必须保证真实、完整、准确，确保不使用人工二次录入。如住院信息和病历记录不一致，导致补偿金支出增加，甲方按该病人补偿费用的2～4倍扣减拨付经费。

8. 乙方应积极配合甲方做好新型农村合作医疗稽查工作，甲方需对病人住院治疗费用情况查验时，乙方应积极配合，提供方便。

9. 乙方对新型农村合作医疗工作给予大力支持。

三、甲、乙双方对以上条款发生争议时，共同委托××市合管办协调解决。

四、本合同一式三份，甲、乙双方各执一份，报××市合管办一份。本合同相关内容遇有政策性调整时，另行协商。

五、本合同自2010年1月1日起生效，到2010年12月31日终止。

（本合同共2页）

甲方：_______合管办　　　　乙方：_______医院

联系人：_______　　　　联系人：_______

联系电话：_______　　　　联系电话：_________

二〇〇九年十二月二十九日

5. 新型农村合作医疗定点医疗机构准入标准包括哪些?

部分典型地方对于新农合定点医疗机构准入标准有如下的规定:

(1) 国有非营利性的医疗机构准入标准。

①持有合法有效的《新型农村合作医疗机构执业许可证》,获得与医院工作相关的专项医疗技术许可证和医院专项业务许可证(合格证),符合《新型农村合作医疗机构基本标准》要求。

②遵守国家卫生法律法规和行政部门的规章制度,有健全和完善的医疗服务管理制度。

③严格执行国家和省规定的医疗服务价格和药品价格政策,并经物价部门监督检查合格。

④具备与相应级别定点医疗机构相适应的规模、功能结构、技术队伍及医疗设备配置,规章制度健全,业务管理规范。

⑤定点医疗机构中从事医疗服务的专业技术人员必须具备法定执业资格,医护人员上岗前必须经过全面的知识培训。

(2) 非国有非营利性的医疗机构准入标准。

除具备上述国有非营利性的医疗机构准入标准和条件外,同时还应具备以下条件:

二级以上(含二级)医疗机构注册资金不少于5 000万元,拥有病床数不少于300张。

6. 申请新型农村合作医疗定点医疗机构应提交哪些相关材料?

申请新型农村合作医疗定点医疗机构的材料各地规定不完全一致,但有三项是共同的:

（1）填写申请报告；

（2）《新型农村合作医疗机构执业许可证》副本或复印件；

（3）说明医院硬件条件和经营管理情况。

7．新型农村合作医疗定点医疗机构有什么职责？

（1）提供固定的合作医疗办公场所及工作窗口，配备专（兼）职人员，负责合作医疗相关工作；

（2）对医务人员进行专项培训，使其掌握新型农村合作医疗相关政策，并积极宣传；

（3）热情接待参合患者，不推诿、拒绝参合农民的合理就医需求，为参合患者提供价廉质优的医疗卫生服务；

（4）定点医疗机构要规范自身诊疗行为，并积极引导患病参合农民正确对待参合后所享受的权利，因病施治、合理检查、合理用药、合理收费；

（5）严格执行《新型农村合作医疗基本用药目录》，对确因治疗需要使用目录外药品及不予或部分补偿的诊疗项目，医务人员需征得患者或家属同意后方可实施；

（6）要建立双向转诊制度，对确需转诊的病人要及时转诊，不能为增加业务收入而截留病人，损害患者身体健康和经济利益；

（7）定点医疗机构要不断改善就医环境，提高服务质量和服务水平；

（8）定点医疗机构要加强对医务人员的政治思想教育和医德医风教育，以国家和参合农民利益为重，严禁弄虚作假、开大处方、人情方及不必要的检查；

（9）为参合农民办理住院手续时应认真核对身份和证件，出院时要为参合农民按需要提供翔实的医疗费用清单、医疗费用发票及疾病诊断证明书等有关材料；

（10）定点医疗机构门诊、住院、检查、手术、药品等收费要严格按照省卫生、物价等部门制定的收费标准执行，不得变相收费、分解收费，严禁将医务人员的医疗服务收入和个人收入挂钩；

（11）定点医疗机构必须执行新型农村合作医疗有关规定，凡属自费药品、自费项目、生活用品及其他非新型农村合作医疗基金支付的检查、治疗费用，一律不得计入参合农民医疗费用之内；

（12）定点医疗机构对参合农民的医疗费用要单独建账，专人管理，并按要求对医疗费用发生的情况和有关信息及时准确地上报新型农村合作医疗管理和经办机构；

（13）定点医疗机构要按照合作医疗管理和经办机构要求，提供各种医疗信息，认真做好就诊流程、补偿程序及政策宣传等相关工作；

（14）定点医疗机构要积极配合合作医疗管理和经办机构做好新型农村合作医疗网络建设及其他合作医疗相关工作。

8. 新型农村合作医疗管理机构为什么要对定点医疗机构进行监管?

从维护和促进新型农村合作医疗制度健康发展的角度看，加强对新型农村合作医疗定点医疗机构的监督管理，主要有四个方面的作用：

（1）促进定点医疗机构业务技术规范的落实，提高医疗技术服务质量和服务水平，有效维护农民的健康；

（2）规范和完善定点医疗机构的医疗服务行为，合理诊断、合理治疗，降低医疗服务成本，减轻患者的医疗费用负担；

（3）有效控制医疗费用，减轻合作医疗基金支出压力，最大、最好地发挥合作医疗基金的社会效益，真正使参合农民受益，实现新型农村合作医疗帮助农民抵御大病风险的宗旨。

（4）促进定点医疗机构的运行与新型农村合作医疗的相关制度协调一致，实现新型农村合作医疗制度下农民满意、医疗机构满意、政府满意，推动新型农村合作医疗制度持续发展。

9. 新型农村合作医疗管理机构主要监管定点医疗机构的哪些方面？

新型农村合作医疗基金的合理使用是保证新型农村合作医疗可持续运行的关键因素，在费用控制上，定点医疗机构起着“守门人”的作用，它所提供服务质量的好坏，关系到参合农民对新型农村合作医疗的信任度，直接影响到他们参合的积极性。因此，新型农村合作医疗管理机构主要从以下几个方面监管定点医疗机构：

（1）医疗服务过程是否安全、有效、方便、价廉；

（2）医疗服务费用是否规范、合理；

（3）是否做到了合理诊治、合理检查和合理用药。

10. 新型农村合作医疗定点医疗机构服务诊疗有哪些行为属于不规范行为？

（1）药品使用不合理、不规范：如重复用药、不科学配置用药、用药不对症、使用无明确疗效的药物、用药过度、用药不足、使用基本药品目录外药品等；

（2）没有或不遵循诊疗规范和常规，不遵循技术操作规程；

（3）进行不合理化验与仪器检查：大量化验和检查、重复化验和检查、滥用大型仪器检查等；

（4）病历书写、管理不规范：混乱、涂改，参合与非参合没有分开存放等；

（5）不坚持出入院标准，随意放宽入院指征或故意延长住院天数；

（6）提高复诊率和重复住院率。

11. 新型农村合作医疗定点医疗服务收费有哪些行为属于不规范行为？

（1）重复收费、分解收费，不严格执行国家物价政策：如本来服务项目已含医疗服务和一次性医用耗材费用，一些定点医疗机构仍然违规另行收费；

（2）乱计费、升级收费：如有的多次使用的耗材却按一次性使用高收费，有的将低级别护理按高级别护理收费；

（3）自立项目收费：如有些定点医疗机构置国家有关价格政策于不顾，自立项目，扩大收费；

（4）无医嘱计费：医嘱中没有记录，却向病人提供服务并收费，甚至没有提供服务就收费。

12. 新型农村合作定点医疗机构行为不规范是什么原因造成的？

（1）国家财政投入不足；

（2）资源、技术和管理水平限制；

（3）就医者支付费用的来源结构不合理；

（4）对定点医疗机构支付方式的局限性；

（5）就医群体的经济水平影响；

（6）定点医疗机构对新型农村合作医疗认识有偏差。

13. 新型农村合作医疗住院要定点的目的是什么？

（1）为了让广大参加新型农村合作医疗的农民群众患

病住院能以低廉的价格，获得优质的服务。

（2）县合作医疗管理委员会办公室与住院定点机构签订了协议书，并对住院定点医疗机构实行定期检查，发现定点医疗机构有弄虚作假、乱开处方、乱作检查、滥用药物、过度及超前消费、小病大治等现象，不但立即终止协议，而且按有关规定予以处罚。

（3）从省、市、县三级住院定点医疗机构的水平来看，它们的技术和器械设施都是先进的，能使参加合作医疗的患者住院有一个安全、优质的服务。

14. 新型农村合作医疗定点医疗机构监管的主要内容包括哪些？

（1）是否有规范医疗服务行为相关的管理制度、管理规章以及激励和惩罚措施。

（2）是否有参合农民就医情况的专项管理要求。如资格审查、业务量及业务收入信息统计、处方、病历、转诊、检查、用药等。

（3）用药是否规范、合理。如有无重复用药、不科学配置用药、是否用药过度或用药不足、有无基本药物目录外用药、特殊用药、串换药品、大处方等。

（4）检查、收费是否合理。如有无滥检查、重复检查、不经审批特殊检查、乱收费、重复收费、分解收费。

（5）复诊率、重复住院率比合作医疗开展前或与非参合农民比较是否有提高。

（6）基本药品目录、诊疗规范是否得到落实，基本药品目录外用药比例、基本诊疗程序、诊疗行为和方法是否正确。

（7）药品价格、诊疗项目价格执行是否符合规定价格政策。

(8) 医疗文书管理是否符合要求。如病历书写是否规范，主诉、症状与治疗措施是否统一，病历、处方是否按参合与非参合病人分开存档。

(9) 日均住院床日费用、次均住院费用平均处方额、人次均门诊费用、平均住院天数、业务收入等比合作医疗开展前或与上年相比是否有显著增长。

15. 为什么参加新型农村合作医疗农民可以选择就诊医院?

(1) 以农民的需要为出发点。患者通常会对医疗机构有一个信任度的问题，有的疾病需要有一定医疗水平的医院才能医治，而且许多农民长年在外务工，要求其患病时必须到指定医疗机构初诊不切实际。

(2) 方便农民就医。新型农村合作医疗可以让农民选择医院，凡公立非营利医院都可就医。但章程中应要求住院者在规定时间内通知合作医疗管理机构。通常在基层医院住院的报销比例可以高些。

专栏 3—2　××市取消转诊实现一证通

2010 年，××市在全省率先实行了市内取消转诊，全市“一证通”服务。打破乡镇界限与地域差别，参合农民可在本市范围内自由选择定点医疗机构就诊、住院。同时，该市还实行了“出院即报”制，参合农民在本市定点医疗机构就诊、住院，可在出院结算时直接获得补偿，最大限度地维护了群众自主选择就医的权利。

资料来源：http://news.xinhuanet.com/politics/2010-05/22/c_12129119_2.htm

16. 参合农民住院看病选择医院应遵循哪些原则？

遵循“由小到大，先低后高”的原则。

参合农民患病后，根据病情治疗需要，能门诊治疗不住院治疗，能在乡镇卫生院治疗的尽量不要到县级医院住院，能在县内治疗的尽量不要到县外医院治疗。

因为医院级别越高，收费价格和报销起付线越高，报销比越低，得到的补偿金额越少。

17. 造成新型农村合作医疗机构不合理用药行为的主要原因是什么？

（1）经济利益的驱动。由于医院经费补偿机制的不健全，以药养医成为医疗机构获取经济效益的主要手段，在医患双方医疗消费权益和信息不对称的情况下，开好药、开贵药、大处方是利益追逐的必然选择。

（2）监督管理工作相对薄弱，有关控制不合理用药的政策、法规和制度不健全，相关监管部门和机构的职责不落实，用药行为监测与评价的机制不完善。

（3）临床用药人员素质相对低下，缺乏合理用药必备的知识和指导，盲目用药。

（4）其他主观因素，如病人求医心切，多科就诊，造成重复用药、误用药；医生对疗效急于求成，不顾后果大剂量用药、联合用药；医疗机构药品购入量大，在临近失效期时对积压药品突击使用。

18. 新型农村合作医疗定点医疗机构应如何做好费用控制？

费用控制的关键点是对医疗服务行为加以控制，主要是防止出现大处方、滥检查等现象，定点医疗机构自觉地做好自我行为控制非常重要，主要从以下方面着手。

（1）引导与规范参合农民的就医行为

参合农民医疗费用的不合理支出主要表现在：转借合作医疗就诊证，造成非参合者享受合作医疗的补偿；缺乏正确的医疗消费观念，要求不合理用药和检查，导致过度医疗消费。对此，定点医疗机构要规范就医程序，认真核对合作医疗证，严格执行《新型农村合作医疗补偿基本药物目录》，积极引导参合农民理性消费。

（2）规范医疗行为，合理用药

定点医疗机构不能利用医患的信息不对称，诱导参合农民的医疗需求，过度地提供医疗服务，如不合理的化验与检查、不合理用药、重复用药、大量使用《新型农村合作医疗补偿基本药物目录》以外的药品，延长住院时间等。

（3）降低药价，减少药费支出

药品费用在医疗费用支出中占有相当的份额，定点医疗机构可以通过参加政府部门组织的药品集中采购，降低药品价格，让利于参合农民。

19. 什么是新型农村合作医疗住院费用“一日清单制”?

新型农村合作医疗住院费用“一日清单制”是医院每天将住院患者当天发生的药品、医疗服务（如手术费、护理费、消毒费等）和一次性材料（如注射器）等费用，逐项登记，一式两份，一份由患者保存，一份由患者或其家属签字后交住院收费处记账。

患者如对收费提出质疑时，医院必须给予明确解释。

患者出院时，按费用清单列示的金额结账。患者发现与清单不符的费用有权拒付。

20. 新型农村合作医疗住院费用“一日清单制”有什么作用?

（1）让患者真正明白医疗费用升降的每一个环节。医疗环境的改善、医疗技术、诊断水平的提高、医疗过程中所用药品的质量、价格等，真正实现了以病人为中心的办院宗旨。

（2）密切了医患关系。“一日清单制”简单快捷地将病人要知道的一切信息展现在病人面前，在治疗过程中医生与病人及家属进行相互沟通，根据患者的病情、经济状况选择适合自己的诊疗手段、药品及服务项目，使病人得到快速有效的治疗。增加了医院的透明度，密切了医患关系。

（3）融洽了各部门之间的关系。“一日清单制”的实行，为各企、事业单位、保险公司、社会保险等管理部门的工作提供了比较翔实的资料，协调了各个环节。

（4）加强了物价监督。“一日清单制”的实行，杜绝了乱收费，避免了重收、漏收，堵塞了漏洞，树立了医院服务优、质量高、运行快的新形象，提高了群众的满意度。

（5）杜绝了开搭车药。“一日清单制”的实行，杜绝了乱开搭车药的现象，病人随时监督医护人员的工作情况，调动了医护人员的积极性。

21. 什么是《新型农村合作医疗补偿基本药物目录》？

《新型农村合作医疗补偿基本药物目录》是指由新型农村合作管理机构制定的，指导与规范医生临床使用、可有效控制费用支出的药品目录，收录其中的是疗效确切、毒副反应清楚、价格较为低廉、适合参合农民经济能力、临床必不可少的药品。

22.《新型农村合作医疗补偿基本药物目录》设置的原则是什么？

《新型农村合作医疗补偿基本药物目录》是指由新型农村合作医疗管理机构制定的，适应基本医疗卫生需求，剂型适宜，价格合理，能够保障供应，公众可公平获得的药品。国家基本药物目录是医疗卫生机构配备使用药品的依据。

23. 制定《新型农村合作医疗补偿基本药物目录》具有什么作用?

（1）规范定点医疗机构的用药行为。长期以来，药品收入在医疗机构的业务收入中占有相当大的比例，医疗机构普遍存在乱用药、用贵药、多用药的现象。如果不对此行为加以限制，不仅有害于病人的健康，也会严重影响新型农村合作医疗基金的安全，损害参合农民的利益。

（2）降低医药费用。目前，各省（市、区）要求各级医疗机构对参合农民的临床用药控制在《新型农村合作医疗补偿基本药物目录》范围内，超出目录范围的药品现为自费药品，合作医疗不予补偿。许多地方还规定使用自费药品时必须事先告知患者或患者家属，并经他们签字同意后方可使用，并不得超过总药费的15%，否则就要由定点医疗机构负担这部分费用。

（3）保证参合农民可得到科学合理的用药和及时有效的治疗，也减少了新型农村合作医疗基金超支的风险。

为了体现医药技术的发展，更好地为参合农民提供服务，《新型农村合作医疗补偿基本药物目录》也会定期修订，进行药物的汰旧纳新。

24. 什么叫新型农村合作医疗安全合理用药?

新型农村合作医疗安全合理用药是根据参合农民的病情、病人体质和药物的全面情况适当选择药物，真正做到“对症下药”，同时以适当的方法、适当的剂量、适当的时间准确用药。注意该药物的禁忌、不良反应、相互作用等。

并且还要注意尽量少花钱。这样就可以做到安全、合理、有效、经济地用药了。

25. 新型农村合作医疗合理用药应坚持什么原则?

临床用药千变万化。但是，要做到合理用药还是有共同的原则可以遵循。一般来说，新型农村合作医疗合理用药应考虑如下几点:

(1) 明确诊断。明确用药目的、明确诊断是合理用药的前提。应该尽量认清病人疾病的性质和病情严重的程度，并据此确定当前用药所要解决的问题，从而选择有针对性的药物和合适的剂量，制订适当的用药方案。在诊断明确以前常常必须采取一定的对症治疗，但应注意不要因用药而妨碍对疾病的进一步检查和诊断。

(2) 制订详细的用药方案。要根据初步选定拟用药物的药效学和药动学知识，全面考虑可能影响该药作用的一切因素，扬长避短，仔细制订包括用药剂量、给药途径、投药时间、疗程长短，以及是否联合用药等内容在内的用药方案，并认真执行。

(3) 及时完善用药方案。用药过程中既要认真执行已定的用药方案，又要随时仔细观察必要的指标和试验数据。以求判定药物的疗效和不良反应，并及时修订和完善原定的用药方案，包括在必要时采取新的措施。

(4) 少而精和个体化。任何药物的作用都有两面性，既有治疗作用，又有不良反应。药物的相互作用更为复杂，既可能提高疗效，对病人有利，又可能增加药物的不良反应，对病人造成损害。不同病人因其病情不同对药物作用的敏感性也不同，这就使情况更为复杂。因此，用药方案要强调个体化。除去经过深思熟虑认为必要的联合用药外，原则上应抱“可用可不用的药物尽量不用”的态度，争取能用最少的药物达到预期的目的。这里所说的“少用药”并非考虑节约或经济问题，主要是要尽量减少药物对机体功能不必要的干预和影响。

26. 参合农民如何通过处方简单地判断用药是否合理?

不合理用药、开大处方是许多定点医疗机构存在的问题，如果参合农民发现医生开出的处方有以下情况，可以简单地判断用药是否合理：

（1）单张处方超过5种药品。

（2）普通处方超过7日用量，急诊处方超过3日用量，慢性病、老年病或特殊情况需适当延长用药天数却不加说明的。

（3）大量地使用贵重药品、营养类药品。

（4）大量地使用抗生素、激素。

（5）过多地使用《新型农村合作医疗补偿基本药物目录》以外的药品。

参合者对处方有疑问时一定要向医生进行询问，得不到满意答复的，应向医院领导、管理科室或新型农村合作医疗经办机构反映。

27. 新型农村合作医疗治病的药是不是越贵越好?

不能一概而论，应根据医疗的需要与参合农民患者的经济承受能力作出合理的决定。

《新型农村合作医疗补偿基本药物目录》的制定及修订，坚持临床必需、安全有效、使用方便、价格低廉的原则，基本覆盖了常见病、多发病的一线基础用药，都是经过长期临床使用验证的药，可称得上是物美价廉，能够满足参合农民基本医疗的需要。

28. 参合农民如何防止看了病却无法报销的事情发生?

(1)从参合农民患者自身来看。注意是否未按规定在看病时出示《合作医疗证》;是否经转诊就直接到县外大医院看病;是否在外地因急诊住院但未及时通报当地新型农村合作医疗经办机构;是否因保管不慎遗失了交费收据、费用清单等报销时需要提交的材料。

参合农民一定要弄清楚本地新型农村合作医疗的政策规定,以免因自身失误而损害自己的权益。

(2)从定点医疗机构来看。注意是否过多使用《新型农村合作医疗补偿基本药物目录》以外的药品、过多地提供非医疗性服务项目,造成参合农民患者无法报销相关费用。这需要经办机构加强对定点医疗机构的监管,发现违规的一律严肃处理。

(3)从新型农村合作医疗管理机构看。制定的补偿方案不尽合理,如起付线太高、封顶线太低,制定的《新型农村合作医疗补偿基本药物目录》不符合当地的实际情况等。因此,管理机构在制定政策时,一定要尊重参合农民的意见,制定出最佳的补偿方案。

29. 什么叫双向转诊?

双向转诊是参合农民患者在基层医院诊治有困难,比如不能准确诊断疾病、诊疗条件欠缺、技术水平不够等,可以由基层医院填写转诊单,转到上级医院或专科医院诊治,待病情稳定时再转回基层医院继续治疗。

双向转诊是根据病情需要而进行的上下级医院间、专科医院间或综合医院与专科医院间的转院诊治的过程。

30. 双向转诊制度有什么作用?

通过建立双向转诊制度,严格县(市)外转诊,同时设定不同级别医疗机构医药费用补助的起付线和补偿比例，引导住院病人合理分流，做到“小病不出乡，大病不出县，疑难重症才到大医院”，从而减轻参合农民朋友的医疗费用负担，也可以保证合作医疗基金的安全，让有限的基金发挥更大的作用。

31. 新参加新型农村合作医疗又跨年度住院者如何补偿?

如果参合农民因各种原因在上一年没有参加新型农村合作医疗，但交了下一年度的参合金，上一年 12 月份，参合农民因病住院，直到下一年度 2 月份才出院，那么该如何进行补偿呢?

按照新型农村合作医疗整年度计费的规定，在报销费用时，只能按他 1 ~2 月份住院时发生的费用给予补偿，12 月份住院发生的医疗费用不予补偿。

四、新型农村合作医疗的资金筹集与管理

1. 新型农村合作医疗资金筹集包括哪些内容？

新型农村合作医疗资金筹集包括筹资数量、对象、方式等内容。新型农村合作医疗是根据国家政策规定，按照便捷、高效原则，筹措合作医疗基金的过程，是保证新型农村合作医疗正常运行的最基础环节。

2. 新型农村合作医疗资金的筹集原则是什么？

（1）自愿原则。筹资时必须与参合农民或村集体签订参合协议，不能为了片面追求参合率，搞强迫命令、垫付资金，违背农民群众的意愿。但要通过宣传政策和典型事例启发农民自愿做到应参尽参。

（2）以家庭为单位参合原则。参加新型农村合作医疗必须以家庭为单位，避免有选择参合，规避基金风险。

（3）基金收缴及时入库原则。严格按照省市有关基金管理制度执行，确保基金及时入库，保障基金的安全。

（4）政府组织、领导，多部门参与原则。各级政府承担新型农村合作医疗组织、领导责任，负责新型农村合作医疗政策的宣传、基金的筹集，财政、民政、卫生及相关部门要积极参与筹资工作。

（5）公平原则。多方筹资，解决贫困户、五保户等困

难群众参加合作医疗。

3. 新型农村合作医疗筹资渠道有哪些?

(1) 个人缴费。新型农村合作医疗基金农民个人缴纳部分，以县为单位统筹，以家庭为单位筹资，以乡镇为单位负责组织收缴，由农民个人自愿缴费。

(2) 集体扶持资金。企业和个人捐赠资金可帮助农民个人资金的缴纳，也可直接上缴新型农村合作医疗收入专户，作为统筹基金。

(3) 财政补助。各级财政补助资金直接划拨新型农村合作医疗财政专户。

每年 12 月 31 日前，集体扶持资金、企业和个人捐赠资金及乡镇政府收集的农民自愿参合资金一并上缴县新型农村合作医疗基金财政专户，并以此作为各级财政资金配套补助的基数。新型农村合作医疗运行筹资机制如图 4—1 所示:

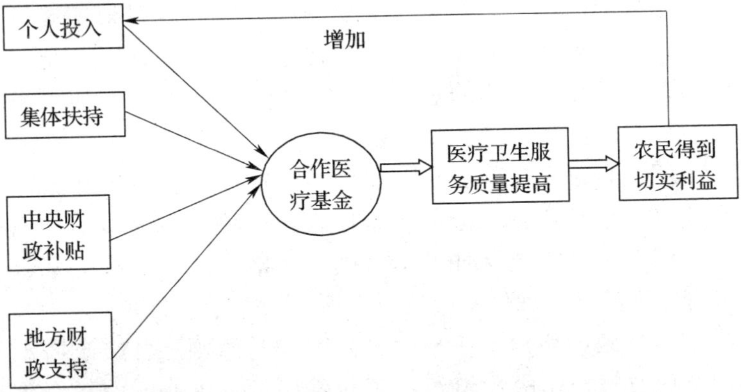

图 4—1 新型农村合作医疗制度筹资机制运行图

4. 新型农村合作医疗基金筹资收入包括哪些?

根据不同的筹资来源渠道，合作医疗基金收入包括:

农民缴费收入、财政补助收入、集体扶持收入、利息收入、其他收入。

（1）农民缴费收入。农村居民自愿向新型农村合作医疗基金经办机构缴纳的资金收入。

（2）政府补助收入。县及县以上各级财政按规定拨付到新型农村合作医疗基金经办机构的对新型农村合作医疗的补助收入。

（3）集体扶持收入。乡镇、村集体经济组织向新型农村合作医疗扶持的资金收入。

（4）利息收入。新型农村合作医疗基金存入银行所取得的利息收入。

（5）其他收入。社会捐赠资金、滞纳金和财政部门核准的其他收入。

2010 年新型农村合作医疗基金筹集收入如图 4—2 所示。

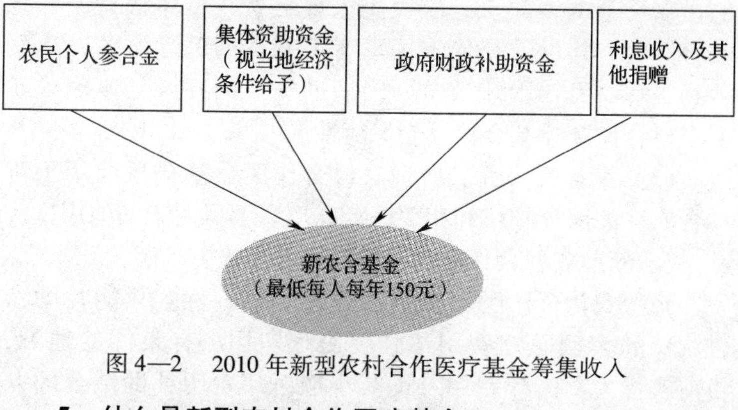

图 4—2　2010 年新型农村合作医疗基金筹集收入

5. 什么是新型农村合作医疗基金?

新型农村合作医疗基金是指通过参合农民个人缴纳、集体扶持、政府资助筹集，用于对参合农民医疗费用进行补偿的专项资金，可分为统筹基金（含风险基金）、家庭账户基金。

新型农村合作医疗基金是为实现新型农村合作医疗制度目标服务的、根据新型农村合作医疗制度的相关政策筹集起来的资金。

6. 新型农村合作医疗基金具有什么性质？

新型农村合作医疗基金从其形成的渠道、活动过程和政策目标分析，具有以下性质：

（1）互助共济性。基金来源于农民个人的分散资金和各级政府补助资金，基金用于少数患病的参合农民的医疗费用，因此具有互助共济性。对整体而言，是多数人共济少数人，年轻人共济老年人，无病的共济有病的，病少的共济病多的；对个人而言，年轻时、无病时帮助别人，年老时、有病时被别人帮助。

（2）社会保障性。新型农村合作医疗不是以盈利为目的，在资金的筹集上，农民个人要缴费、集体扶持、各级政府资助，其目的是使农民享有最基本的医疗服务，从而达到缓解农民“因病致贫、因病返贫”的问题，体现了新型农村合作医疗基金的社会保障性。

（3）用途唯一性。新型农村合作医疗基金只能用于对参合农民的医疗补偿和相关医疗支出，不得用于其他用途。

7. 新型农村合作医疗基金有哪些用途？

新型农村合作医疗基金用途具有唯一性。只能补助参合农民的大额医疗费用或住院医疗费用。有条件的地方，目前实行大额医疗费用补助与小额医疗费用补助结合的办法，既提高抗风险能力又兼顾农民受益面。对参加新型农村合作医疗的农民，年内没有动用农村合作医疗基金的，次年安排一次常规性体检。

8. 新型农村合作医疗基金有什么特点?

从基金的筹集、支付的环节和管理要求等方面分析，基金具有以下特点：

（1）筹资渠道多：包括各级政府、集体、农民个人；

（2）筹资时间长：从宣传发动到逐户收款、归集；

（3）筹资不稳定：政策不稳定、农民自愿参加；

（4）筹集手段多：有村干部上门、乡财政所收缴等；

（5）基金规模大：资金存储量较多、存储环节多；

（6）支付环节多：申请补助、审核、复核、支付等；

（7）管理要求高：国家政策要求、运行安全要求、农民健康保障目标要求。

9. 新型农村合作医疗基金的筹集程序是怎样的?

新型农村合作医疗基金筹资在程序上实行的是在农民个人参合金到位的前提下，县、市、省级财政补助自下而上逐级到位，中央财政补助则是“当年全额预拨，次年据实结算，差额多退少补”。新型农村合作医疗筹资程序如图4—3所示。

按此程序，新型农村合作医疗筹资是自下而上、逆序到位的方式，即农民个人资金到位—县（市）财政补助到位—市级财政补助到位—省级财政补助到位—中央财政补助到位。这样做的目的是为了防止可能出现的虚报农民参合人数，套取上级财政补助的情况发生。

在收取农民个人参合金时，多数的情况是参合农民将钱交给负责收取款项的乡村干部、乡财税所或乡经办机构人员，并取得开具的正规收款收据；乡财税所或乡经办机构每天将收取的农民参合金存入乡财政过渡账户上，累计一段时间后将款转入县财政局账户；最后由县财政局将这

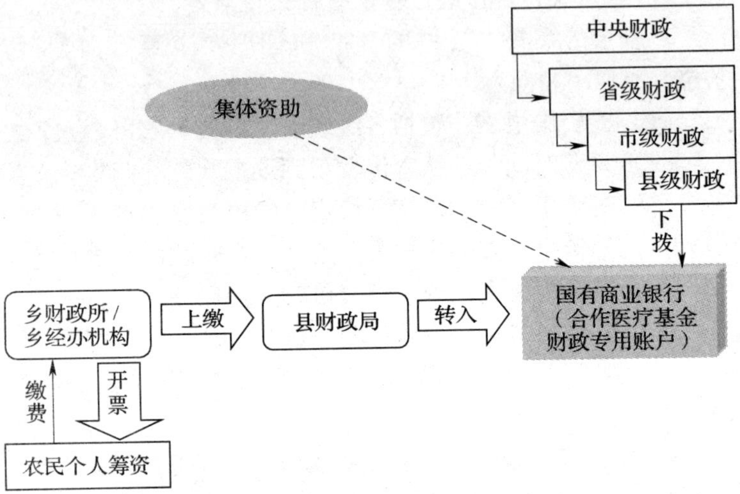

图 4—3　新型农村合作医疗筹资程序

笔资金连同存款利息一起全部转入设在国有商业银行的县级新农合基金专用账户。

10. 参合农民筹资、省级财政资金和中央财政资金一般什么时间到位？

（1）个人筹资：12 月 31 日前；

（2）县配套资金：2 月底之前；

（3）市财政资金：3 月底；

（4）省财政资金：5 月底之前；

（5）中央财政资金：年初预拨，年底结算。

11. 新型农村合作医疗基金的运作周期如何计算？

新型农村合作医疗基金的运作周期是以一个年度为限进行计算的，即每年的 1 月 1 日至 12 月 31 日为一个周期。

参合农民只有在每年的12月31日前足额地缴纳个人参合金，才能在下年度的运作周期内享受新型农村合作医疗的报销。

12. 新型农村合作医疗为什么要以一个年度为周期运作?

（1）准确核算新型农村合作医疗资金。新型农村合作医疗要正常运作必须有一个基本测算依据，要量入为出，能够吸收多少资金，就确定多少补偿标准，防止超支。如果不按年度运行及核算，就难以准确把握合作医疗的运行情况。

（2）防止投机行为。无病时不参加，有病才参加，不履行义务，只想得到好处，损人利己。如果不限期吸收农民参加，就会影响对发病率、住院率的测算，将对合作医疗带来极大风险。

（3）便于操作。多数地方新型农村合作医疗管理人员都是兼职的，不可能有类似保险公司的管理机构，新型农村合作医疗只能在筹资阶段集中基层力量，发动农民参加，时间截止后，不再吸收资金，管理人员只负责支付工作。

（4）有利于合作医疗的组织发动。新型农村合作医疗年度时间为每年1月1日至12月31日。新型农村合作医疗每年实行一次性筹资，每年的11月至12月为集体宣传发动期。集中宣传发动有利于合理利用行政资源。

13. 在新型农村合作医疗年度运行期间才能享受补助的理由是什么?

新型农村合作医疗个人缴费、集体扶持、政府补助是以年为单位进行资金核算，参合农民的权利、义务也是以年为单位履行，所以参合农民只有在其参加新型农村合作医疗的年度内才能享受补助。

新参加新型农村合作医疗的人，在其所参加的合作医疗年度启动前的有关费用是不能报销的。

14. 新型农村合作医疗县办县统筹的形式是什么？

由县级政府举办，全县制定统一章程和工作方案，统一筹资标准，各级资金由县划入统一账户，统一核算，资金统一调动，统一结算，共同承担风险。筹集资金、登记造册、支付费用等具体工作委托乡镇承担。县与镇每月结算一次。

15. 新型农村合作医疗镇办镇统筹形式是什么？

由乡镇政府举办，各乡镇制定章程、工作方案、筹资标准，统一部署实施。资金由各乡镇统筹和管理，单独建立账户，单独核算，具体工作均由乡镇承担。县负责监督管理。

16. 新型农村合作医疗以县（市）为单位统筹的内容是什么？

（1）以县（市）为单位统一政策

统一政策，是实现统筹管理的前提。建立新型农村合作医疗制度，应当由县（市）政府按照中央和省委、省政府确定的方针政策，制定本地新型农村合作医疗制度的具体政策和实施方案，在全县（市）范围内实行统一的政策、统一的标准、统一的制度和统一的实施办法，以实现以县（市）为单位统筹的要求。

（2）以县（市）为单位统一组织

统一组织，是实现以县为单位统筹的保证。一是要在县（市）政府的组织、领导下，建立起以县（市）为基本单元、全县（市）统一的新型农村合作医疗制度。在一个县（市）不应当存在两个并行的合作医疗制度。二是新型农村合作医疗制度的管理组织结构必须统一，实行自上而下的统一组织和管理。县（市）政府对本县（市）新型农村合作医疗工作全面负责，县（市）协调领导小组负责全县（市）新型农村合作医疗的日常组织、协调工作，县（市）经办机构负责办理全县新型农村合作医疗的日常业务，政府有关部门负责职责范围内的相关工作。

（3）以县（市）为单位统一管理

统一管理，是实现以县（市）为单位统筹的关键。在一个县（市）范围内，新型农村合作医疗必须实行统一的管理体制、管理制度和管理办法。在统一管理中，特别要做到由县（市）设立基金专户，对新型农村合作医疗基金实行全县（市）统筹和统一管理，不能以任何理由、任何方式将基金分割或变相分割到乡镇包干使用。实现统一管理的另一个重要方面，是合理设置管理权限与授权，制定政策、基金收支审批等权力应当集中到县（市），乡镇应当在县（市）授权范围内实施管理。

17. 为什么提倡以县（市）为单位统筹的新型农村合作医疗制度形式?

新型农村合作医疗是向社会医疗保障制度过度的一种形式。

社会保障制度要求由政府主办，而且要有一定的社会性才具有保障及抗风险能力。村办模式互助范围小，抗风险能力低，操作难规范，多数地方不容易建立和坚持，经济困难的村往往被排除在外，所以不再提倡。镇办模式扩大了筹资范围，制度覆盖面大，不同村组的人都可以参加，与群众比较接近，方便操作，便于各级财政支持，抗风险能力强，易于推行、巩固和管理。县（市）统筹模式的社会性更大，并且更具规范性，管理更加严格，抗风险能力更强，更易于监督。

18. 新型农村合作医疗个人筹资的主要方式有哪些？

新型农村合作医疗农民个人筹资是指农民个人参合金的收缴方式与过程。

新型农村合作医疗筹资采用的是自下而上、逆序到位的方式，因此，农民个人筹资是新型农村合作医疗的基础工作之一，如果农民不参与，新型农村合作医疗就无法正常启动与运作。

根据各个省新型农村合作医疗个人筹资的方式，新型农村合作医疗农民个人筹资主要有四种方式：

（1）上门收取式个人筹资；

（2）协议委托代收式个人筹资；

（3）滚存式个人筹资；

（4）“三定式”个人筹资。

19. 什么是上门收取式的新型农村合作医疗个人筹资？

上门收取式个人筹资是指由乡镇、村干部或村医组成收费队伍，分工包村逐一入户，尊重农民自愿原则，在宣传动员的基础上收缴农民参合金的过程。目前全国多数地区采用的是这种筹资方式。上门收取式新型农村合作医疗个人筹资步骤如下：

（1）县和各乡镇全面动员；

（2）乡、村干部上门收取参合金开收据凭证；

（3）参合金交乡镇财政所，存于乡镇过渡账户；

（4）规定期限内划拨个人参合金至县合作医疗基金专

用账户，基金开始运行。

上门收取式个人筹资流程如图 4—4 所示。

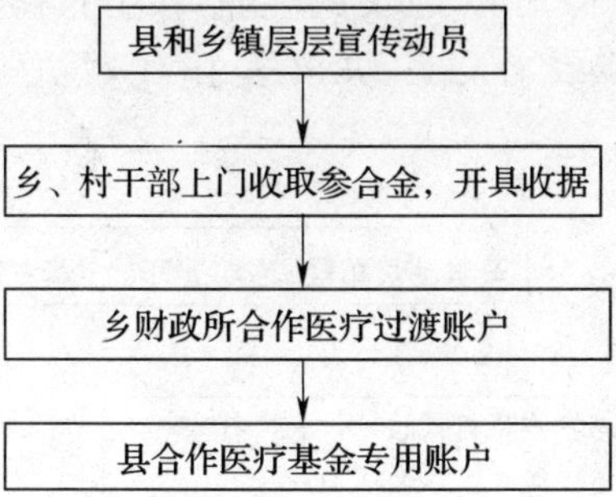

图 4—4　上门收取式个人筹资流程图

20．上门收取式的新型农村合作医疗个人筹资具有什么优点和缺点？

优点：充分发挥了政府在筹资工作中的主导作用，工作力度大、成效快，特别是在新型农村合作医疗开始运行阶段是最直接且最有效的方式。

缺点：上门筹资方式的资金收缴方式费用高、成本大，而且潜藏着不利于新型农村合作医疗可持续发展的风险。

（1）工作人员挨家逐户收取的方式，牵扯基层干部精力过多，容易引起他们的懈怠与反感，从而影响筹资工作的持续开展。

（2）资金逐级上缴的过程中，可能存在农民参保费不能及时进入资金封闭运行轨道以及资金被挪用、截留的风险。

21．什么是协议委托代收式的新型农村合作医疗个人筹资？

协议委托代收筹资方式指在农民自愿的前提下，由乡镇政府、信用社和农民三方签订协议，委托各乡镇信用社定期从参合农民的个人账户中统一代扣农民参合资金。资金的来源可以是农民在信用社的存款，也可以是政府发放的涉农补贴。协议委托代收式个人筹资如图4—5所示。

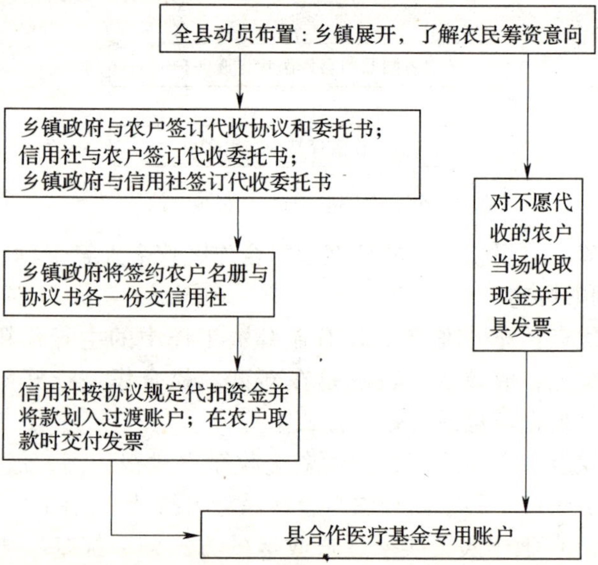

图4—5　协议委托代收式个人筹资流程图

22. 协议委托代收式的新型农村合作医疗个人筹资具有什么优点、缺点？

优点：

（1）突破了政府逐户上门收取农民参合资金的烦琐工作流程，缩短了筹资时间，节约了大量人力、物力、财力，方便了参合农民。

（2）在资金使用监管方面，加强了农村合作医疗工作检查，针对资金使用中的不当行为进行了处理和纠正。

缺点：只适用于农民存款人数多、金融活动频繁的经济发达地区。

专栏4—1　××县新型农村合作医疗代收代缴筹资委托书

委托人：××____乡（镇）____村____组，户主：____

被委托人：××县农村合作信用联社

我户与____乡（镇）人民政府已经签订2011年至2015年《××新型农村合作医疗筹资协议书》，现委托贵社从我户在贵社开设的储蓄账户中代收代缴我户每年新型农村合作医疗参合资金____元（大写：__佰__拾__元）（如有人口变更和国家政策调整，则按实际人口数和调整后的应缴纳金额代收代缴）。委托期限为2011年至2015年。

委托人（签名）：　　　　被委托人（签章）：

2010年　月　日

户主姓名	身份证号码	账号	代收金额

资料来源：http://hnyx.gov.cn/sites/national/MsgView.jsp?MsgID=43109

23. 什么是滚存式的新型农村合作医疗个人筹资？

滚动式新型农村合作医疗筹资制度是参合农民在报销

医药费用时，本着知情自愿的原则，用报销所得的费用向所在镇合管办和村卫生室预缴该户次年参合资金的制度。预缴费以户为单位，当年缴齐为止。参合农民在镇和镇以上医疗卫生机构就诊后，回镇合管办报销时将预缴费用暂存卫生室，由村医生定期（每月的 5 ~ 10 日）到镇合管办集中按户代为预缴费。对当年底没有预缴齐的少数农民（约占 15%），分情况对待，即对当年预缴资金达半数以上的农民，动员农民自愿在报销现场拿出零星资金一次性缴齐；其余未预缴齐的参合农民可在下年度再顺延预缴 1 ~ 3 个月直到缴齐为止。农民资金缴齐后由镇合管办完善手续并确定其参合身份。滚存式个人筹资流程如图 4—6 所示。

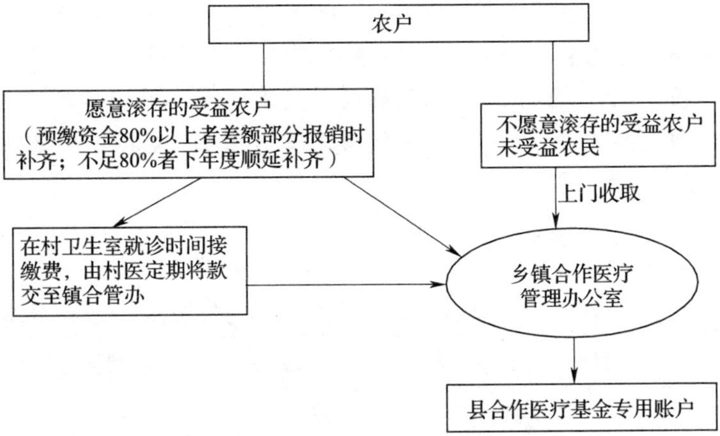

图 4—6　滚存式个人筹资流程图

24. 滚存式的新型农村合作医疗个人筹资具有什么优点和缺点？

优点：

（1）克服了传统筹资模式的缺陷。现场预缴手续简便，可操作性强，减少了筹资环节，预缴资金按月足额上缴县合管办，利息进入新型农村合作医疗基金，保证了资金安全，降低了筹资成本，控制了违规操作，达到了简便安全、低成本、可持续的目的，制度优势十分明显。

（2）降低了筹资成本。据估算，这种筹资模式在赣榆县每年仅需要费用30万元左右，不足农民筹资总额的5%。而传统筹资所需费用约150万元，占农民筹资总额的20%。滚动筹资较传统筹资每年估计节约筹资经费120万元（80%），为合作医疗的可持续运行提供了前提。

（3）为新型农村合作医疗健康持续发展提供了经费基础。预缴费的运作从时间上是连续顺延不间断的，从空间上是大额补偿一次性预缴和小额补偿多次预缴相结合，不是一年一次性上门收费。通过经年累月逐日的筹资，农民可以随时参加新型农村合作医疗制度，始终维持较高的参合率，避免了上下年度经费脱节，较好地推动了新型合作医疗制度的建设。

（4）滚存式筹资方式利用农民获得新型农村合作医疗补偿时的喜悦心情，降低了农民对参合缴费的抵触情绪，是一种不违背自愿原则的缴费方式。

缺点：该缴费方式只能解决获得补偿的少数人的缴费问题，对没有获得补偿的大多数人来说是没有激励作用的。

25. 什么是“三定式”的新型农村合作医疗个人筹资？

“三定式”筹资方式，是指农民参加新型农村合作医疗缴纳的个人资金，采取定筹资时间、定送缴地点、定缴费金额的筹资方法，变基层干部上门收取为参合农民主动送缴。

26. 三定式的新型农村合作医疗个人筹资具有什么优点?

三定式的优点：筹资时间缩短，建立了稳定、长效、良性的农民缴费机制，筹资成本降低，充分体现了农民自愿参与原则，参合率升高，被基层干部和群众接受认可。

专栏 4—2 “三定”新手笔破解筹资难

××县是一个集老区、山区、贫困地区为一体的农业县，2003 年列入全国首批新型农村合作医疗试点。在新型农村合作医疗筹资总额中，除财政补助外，农民个人还需缴纳 10 元的参合金，这在贫困山区的农民眼中同样是一笔需要反复掂量的支出。过去，乡、村干部采取一家一户上门方式筹资，基层工作量大不说，而且时间长、成本高、效率低。同时，这种收费方式如果方法不当、工作不细，就很可能出现与新型农村合作医疗“自愿参加”原则相背离现象。

××县自 2006 年起，进行定时间、定地点、定数额的“三定”筹资方式改革，将筹措新型农村合作医疗参合金纳入村民自治工作当中，通过民主决策、民主管理，构建了“县统筹、乡负责、村为主、组配合、户自愿”的新型农村合作医疗筹资工作新格局。

该县的基本做法是在做好宣传动员的基础上，以村为单位，以村民委员会为责任主体，变干部上门收取为农民主动送缴。

定缴费时间：在每年的 10 至 11 月份，各乡镇根据本地情况，确定缴纳下一年度参合金的具体时段，一般为20天，在此时段内，各村再结合实际确定1~3天为本村农民主动送缴的日期并通知到户。对于因特殊原因无法在本村送缴日期缴纳的，还可在缴纳基金时段内到乡镇财政服务大厅进行补办。

定送缴地点：在缴纳时段内，乡镇财政所设立缴费窗口，专门办理农民参合业务，同时各村分别确定1至2个代办点，人口数较多的村还可在村民小组设立分点。

定缴费金额：以户为单位，每一参合农民缴纳参合基金10元，农村特困群体和社会救济对象免缴，由县财政统筹安排缴纳。对外出务工、经商人员，各乡镇则通过电话等方式联系，使他们及时通过亲友将参合金定时、足额地送到指定地点。

“以前每收取10元的合作医疗基金，至少要耗去成本1元，采取‘三定’征收，成本还不足0.1元。”该县财政局局长桂爱生说。

从当初干部挨家挨户上门征收，到如今农民主动按“三定”送缴，嬗变的背后，凸显的是农民对新型农村合作医疗制度的认同，这是××县“三定”筹资方式改革取得成功的关键所在。

资料来源：中国财经报2007—10—23

27. 什么是新型农村合作医疗基金管理？

新型农村合作医疗基金管理是财政部和卫生部联合制定的新型农村合作医疗基金财务制度和会计制度，其作用在于实现基金管理的安全、有效，保障新型农村合作医疗制度的健康、可持续运行。

28. 新型农村合作医疗基金管理包括哪些主要内容和环节?

新型农村合作医疗基金管理内容主要包括：基金筹资管理、基金存储管理、基金支付管理和基金财务管理等方面。

新型农村合作医疗基金管理环节主要包括：基金筹集、基金分配、基金支付。

专栏 4—3　合作医疗基金管理宣传歌

合作医疗款，健康保障金，个人不交钱，政府不给补。
基金设专户，管用两分离，管钱不见账，管账不见钱。
各位请放心，专款会专用，使用会公示，大家来监督。

29. 新型农村合作医疗基金管理应遵循什么原则?

新型农村合作医疗基金管理作为一种专用基金，其管理应遵循“先筹后用，专户储存，单独核算，专款专用”的原则。

（1）先筹后用。指合作医疗基金必须根据规定的筹资渠道，在取得资金后，方能安排使用。

（2）专户储存。指基金必须单独设立银行账户进行管理和核算。基金必须存储在指定的国有商业银行开设的账户中。所有资金必须实行专户管理，不得游离于专户之外，而且只能在若干规定的账户内封闭运行。

（3）单独核算。指基金必须按照有关基金设立的会计核算办法进行独立的会计核算。各县（市）经办机构必须按照各省财政厅制定的新型农村合作医疗基金会计核算有关规定对基金进行会计核算。

（4）专款专用。指新型农村合作医疗基金的使用必须按规定的用途和使用范围安排支出，支出不得超过基金规模，保证基金使用的合理、合法，基金只能用于按规定支付给参合对象的门诊、住院、大病补偿等医疗费用的补助。

30．新型农村合作医疗资金如何监管？

（1）加强对合作医疗资金的管理

①建立健全财务管理制度，严格按程序审批补助资金。

②新型农村合作医疗资金储存在指定的国有商业银行并建立专门账户，专款专用，结余留用。任何单位和个人不得挤占、挪用合作医疗资金。

③增加新型农村合作医疗资金管理的透明度，经费日清月结，报账情况定期公布。

（2）加强对合作医疗资金的监督

①成立县合作医疗监督委员会，组织审计、监察、物价、财政等职能部门，定期对合作医疗资金的使用情况进行监督、检查，并向社会公布检查结果。

②同时邀请人大代表、政协委员对新型农村合作医疗工作实行监督，以保证新型农村合作医疗事业的健康发展。

31．新型农村合作医疗基金是否会被挪用？

新型农村合作医疗的基金管理，是新型农村合作医疗管理的核心，国家非常重视，对基金的使用作出了严格的规定：新型农村合作医疗基金严格实行“收支两条线”管理，专款专用，封闭运行，任何组织和个人都不得挪用，每年审计机关还要对其使用情况进行审计。

同时规定：工作经费不在其中，由财政预算安排。因此，新型农村合作医疗基金不会被挪用。

32. 新型农村合作医疗基金管理的责任者是谁?

新型农村合作医疗基金管理的责任者是卫生部门与财政部门。二者在工作中遵循“合理使用、防范风险、方便农民”的原则，力求管好、用好合作医疗基金，确保基金的安全性。

33. 新型农村合作医疗基金如何运作?

财政部门在代理银行设立基金专用账户，所有新型农村合作医疗资金全部进入代理银行基金专户存储、管理。

县（市）新型农村合作医疗经办机构负责汇总审核支付费用，交由财政部门审核开具申请支付凭证，提交代理银行办理资金结算业务，直接将资金转入医疗机构的银行账户。

做到银行管钱不管账，经办机构管账不管钱，实现基金收支分离，管用分开，封闭运行。

34. 参合农民因病治疗是否可以先向县合管中心预支资金?

不可以。新型农村合作医疗资金是由多方共同筹资的，是农民的保命钱。

为了保证基金的安全，按新型农村合作医疗政策规定，对基金实行封闭运行，任何单位和个人不能先动用新型农村合作医疗基金。否则，将按有关规定予以查处。

35. 新型农村合作医疗基金与卫生事业经费有什么区别?

新型农村合作医疗基金与卫生事业经费在资金的管理、使用主体上存在一定的重叠。

卫生事业经费是政府预算安排用于公共卫生事业维持

与发展的预算资金。在年度预算执行过程中，按预算规定的级次和额度、时间进行拨付。其使用主体是各级卫生事业管理部门及其所属的卫生事业单位，其拨付的额度按预算核定的规模办理。

36. 新型农村合作医疗基金与农村合作医疗工作经费有什么区别？

新型农村合作医疗工作经费是为了保障新型农村合作医疗管理工作顺利开展，由财政预算安排的拨付给各级合作医疗管理办公室的公用和人员经费。要求各级财政部门将该经费列入财政预算。

为规范管理，保证新型农村合作医疗基金安全，各级新型农村合作医疗管理部门的费用核算不能与新型农村合作医疗基金的管理与核算混淆，也不准挤占新型农村合作医疗基金。

37. 为什么新型农村合作医疗工作经费不得从基金中提取？

举办新型农村合作医疗是政府的责任，工作经费由同级财政负担，列入财政预算。

这样，可以从制度上避免将农民缴纳的新型农村合作医疗资金转化为供养政府工作人员的资金，否则会成为农民负担项目。

38. 什么是新型农村合作医疗基金封闭运行？

新型农村合作医疗基金封闭运行，是指新型农村合作医疗的基金严格实行收支分离、管用分开的原则，并且仅限于制度内部（经办机构，定点医疗机构、参合农民）运行，不以货币（现金）的方式运行。

国务院办公厅下发的《关于进一步做好新型农村合作医疗试点工作的指导意见》（国办发［2004］3号）要求：

"所有新型农村合作医疗资金全部进入代理银行基金专户存储、管理。县（市）新型农村合作医疗经办机构负责汇总审核支付费用，交由财政部门审核开具申请支付凭证，提交代理银行办理资金结算业务，直接将资金转入医疗机构的银行账户。做到银行管钱不管账，经办机构管账不管钱，实现基金收支分离，管用分开，封闭运行。"

新型农村合作医疗基金封闭运行是保证基金安全的需要，"封闭"是相对于"开放"而言。新型农村合作医疗基金流向模式如图4—7所示。

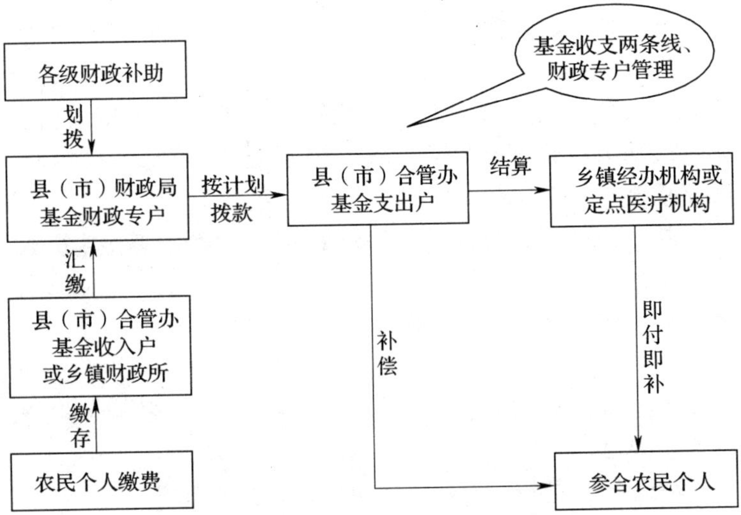

图4—7　新型农村合作医疗基金流向模式

39. 新型农村合作医疗基金封闭运行有什么基本要求？

（1）实现专户存储。由县（市）财政部门在国有商业银行设立县（市）新型农村合作医疗基金专用账户，所筹资金必须及时、全部进入代理银行基金专户储存、管理。

（2）规范基金支付。由县（市）合作医疗经办机构审核汇总报销的支付费用并提出申请支付报告，交财政部门审核开具申请支付凭证，代理银行同时查验经办机构报告和财政部门凭证后再办理资金结算业务，直接将资金转入医疗机构的银行账户，做到经办机构管账不管钱，银行管钱不管账。

（3）严禁以任何理由挤占、截留、挪用合作医疗资金。

40. 新型农村合作医疗基金封闭运行涉及哪些内容？

（1）通过各种渠道筹集来的资金实行财政专户管理，有效控制基金的使用计划和用途；

（2）基金只能在财政部门、代理银行、经办机构、定点医疗机构和报销医药费的参合农民之间运转，而不得流向其他地方的工作制度；

（3）基金在财政部门、经办机构、定点医疗机构之间划转只能使用银行票据，而不得使用现金的运行状态。

基金财务管理的基本规范是专户存储、收支两条线、专款专用，不得挤占、挪用，不得平衡财政预算、不得用于经办机构人员和工作经费。新型农村合作医疗基金封闭运行如图4—8所示。

41. 什么是新型农村合作医疗基金收入户？

基金收入户是用于县（市）经办机构暂存收缴的各项基金收入，除按规定向基金财政专户划拨资金外，只收不支。由乡镇财政管理机关代收农民缴费收入的，经办机构可不开设基金收入户。

42. 什么是新型农村合作医疗基金财政专户？

基金财政专户指的是统筹地区财政部门按规定在社会保障基金财政专户中设立的新型农村合作医疗基金专用计

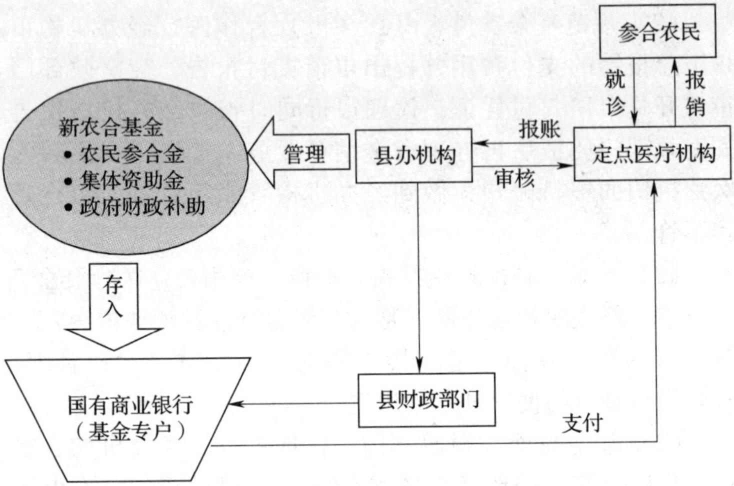

图 4—8　新型农村合作医疗基金封闭运行示意图

息账户。设立时要求，一个统筹地区只能在国有或国有控股商业银行开设一个财政专户，不能在国有或国有控股商业银行以外的其他金融机构设立，不得多头开户。

43. 新型农村合作医疗基金财政专户有什么用途？

（1）归集各乡镇财政管理机关代收的参合农民个人缴费；

（2）接收本级和上级财政补助收入；

（3）接收集体扶持收入；

（4）代收存款户和支出户、收入户存款利息；

（5）按规定购买国债兑付的本息收入；

（6）根据县（市）合作医疗经办机构按月提出的用款计划，经财政部门审核后，定期向支出户拨付资金。

44. 新型农村合作医疗基金财政专户如何管理？

（1）县（市）财政部门必须在指定代理银行单独开设

合作医疗基金财政专户。

（2）财政专户实行封闭运行管理。财政专户除归集和接收合作医疗各项收入外，不得接收或周转其他资金；专户资金除向支出户拨款外，禁止向其他单位或部门拨款。

（3）财政专户必须根据审核批准的用款计划向支出户拨款；

（4）财政专户只能办理转账结算，禁止提取现金；

（5）财政专户出纳必须定期与开户银行进行对账；经办机构设立财政专户备查账，财政专户会计必须与同级经办机构进行对账。

45. 什么是新型农村合作医疗基金支出户？

基金支出户主要用于县（市）经办机构办理新型农村合作医疗基金补助支出，除按规定接受财政专户拨入的资金外，一般只支不收，基金的各项支出必须从支出户中拨付。

46. 新型农村合作医疗基金支出管理有哪些要求？

（1）基金支出的管理归属，由县级合作医疗管理机构负责管理；

（2）基金支出应按当地新型农村合作医疗章程、办法和制度规定的基金管理统筹范围，按照省、县（市）规定的项目和标准支出，任何地区、部门及个人不得随意改变；

（3）基金支出通过新型农村合作医疗基金支出户（以下简称“支出户”）进行结算。

47. 新型农村合作医疗基金支出户有哪些用途？

（1）接收财政专户拨入的资金；

（2）暂存合作医疗基金支付费用及该账户的利息收入；

（3）与定点医疗机构结算和向参合支付对象医疗补偿款项。

48. 新型农村合作医疗基金支出户如何管理?

(1) 经办机构必须在指定的国有商业银行设立基金支出户。

(2) 支出户除接收财政专户拨付的资金及该账户的利息收入外，不得发生其他收入业务。

(3) 支出户存款利息是基金收入的组成部分，必须按季度全部转存财政专户。

(4) 支出户的资金禁止转存定期或购买国债。

(5) 支出户除向定点医疗机构或参合对象支付医疗费用补偿外，禁止发生其他支出或与其他单位部门发生资金往来结算业务。

(6) 支出户与定点医疗机构发生资金结算业务时，只能使用转账支票，不得使用现金支票或直接用现金支付。对参合农民个人到经办机构办理医疗费用补偿手续的，确需使用现金支票或现金支付的，必须建立健全现金管理制度，履行严格的审批手续，落实有效的监控措施。

(7) 经办机构财务人员必须每月定期与开户银行对账。

49. 什么是新型农村合作医疗门诊家庭账户?

新型农村合作医疗是以大病统筹为主，但部分地区的合作医疗对门诊费用也给予适当报销。

具体做法是：从农民缴纳的资金中安排一定比例设立家庭账户，用于门诊费用报销，每次门诊可从中扣除部分金额，如当年结余，可积存到下年使用。

50. 新型农村合作医疗门诊家庭账户有什么优点和缺点?

优点：让多数参加人得到回报，满足了部分人不愿吃亏的思想，易于动员农民参加，客观上也能引导农民到卫生院、卫生站看病。

缺点：设立门家庭账户会占用部分新型农村合作医疗资金，抵消了新型农村合作医疗互助共济的作用，降低了对大病患者的补助水平，而报销少量门诊费用对一般农民实际帮助不大，部分农民并不认同；实行门诊家庭账户还会给操作上带来麻烦，增加了工作成本。

51. 新型农村合作医疗门诊家庭账户基金如何管理？

（1）对参合农民以户为单位设立门诊家庭账户。

（2）门诊家庭账户不准提取现金，不能用于扣抵参合农民个人基金缴纳。

（3）连续参合户的门诊家庭账户基金累积计算，结余长期滚存；未连续参合户其家庭账户自动取消，余额滚入全县住院统筹基金。

（4）全家向县外迁移时可提取全部结余资金。

（5）参合农民可向县合管局、乡镇合管站查询门诊家庭账户资金数额。

52. 为什么新型农村合作医疗资金要量入为出、略有结余？

新型农村合作医疗以一年为一个周期，最大限度地享受保障是参加人的权利。

新型农村合作医疗资金筹集水平有限，保障水平较低，如果再有较多资金结余，农民实际获益更低，影响农民参加的积极性。

不合理的结余也会影响各方面对新型农村合作医疗制度的准确评价。

从现有经验看，新型农村合作医疗当年资金结余一般控制在总资金的 10%。

53. 新型农村合作医疗基金结余是指什么?

新型农村合作医疗基金结余是指基金收支相抵后的期末余额，包括统筹基金结余（含风险基金)、家庭账户基金结余，从期限看，可分为本期结余和累计结余。

统筹基金累计结余一般应不超过当年筹集的统筹基金总额的25%，其中当年统筹基金结余一般不应超过当年筹集的统筹基金总额的15%（含风险基金)。这就要求上年结余率（上年统筹基金结余/上年统筹基金筹资额）在10%以内。

54. 新型农村合作医疗基金透支的情况怎么处理?

新型农村合作医疗基金当年入不敷出时，按下列顺序予以解决:

（1）动用统筹基金历年结余中的存款;

（2）按程序申请动用风险基金;

（3）经统筹地区人民政府批准的通过其他资金渠道解决。

55. 什么是新型农村合作医疗大病统筹基金?

大病统筹基金包括住院统筹基金、大额门诊统筹基金（部分病种）和正常产妇住院分娩补助基金三部分。

用于参合农民住院补偿、大额门诊补偿（部分病种)、正常产妇住院分娩补助等。具体分配比例在各市新型农村合作医疗管理部门指导下由各县（市、区）根据具体情况确定。

56. 什么是新型农村合作医疗风险基金?

风险基金是专项储备资金，用于弥补新型农村合作医疗基金非正常超支时的医疗基金临时周转困难。风险基金分年度从新型农村合作医疗基金中按比例提取。

一般情况下，第一年按当年筹资总额的5%提取，以后每年按当年筹资总额的3%提取。风险基金的规模应保持在年筹资总额的10%，达到规定的规模后不再继续提取。

风险基金管理办法由各省级财政、卫生部门另行制定。

57. 什么是新型农村合作医疗统筹基金？

新型农村合作医疗基金根据补偿模式分为住院统筹基金和门诊统筹基金。

（1）住院统筹基金：用于支付参合农民住院医疗费用补偿（包括计划内生育产妇住院分娩定额补偿、住院单病种定额补偿等）。

（2）门诊统筹基金：主要用于参合农民门诊医药费用补偿，也可适当用于开展健康体检。具体补偿方案由市级新型农村合作医疗管理部门制定。

门诊统筹基金坚持“总量控制、量入为出、超支不追加、结余转下年”的原则，实行“专款专用、专账管理”的办法进行管理。

58. 什么是新型农村合作医疗基金风险？

基金的风险是指新型农村合作医疗基金发生损失甚至由此造成新型农村合作医疗制度运行失败的可能性。

这种可能性强调的是一种不确定性，是指基金有这种风险但不一定会变成现实，只是在一定的时候或一定的条件下，这种可能性也许会变成实际危害新型农村合作医疗可持续发展的障碍。

59. 新型农村合作医疗基金风险包括哪些类型？

基金风险大体可分为基金透支风险和基金损失风险。

（1）基金透支风险。指医疗费用补偿支出超过年度基金筹资总额，造成基金入不敷出。

基金透支风险可以通过建立风险基金来加以防范，同时，要加强对基金运行情况的监测，及时采取措施，并可适时通过调整实施方案来控制风险的发生。

（2）基金损失风险主要指新型农村合作医疗基金在筹集、存储和支付三个环节中可能发生的风险。

60．新型农村合作医疗基金筹集环节的风险因素包括哪些？

（1）农民参加新型农村合作医疗，但未缴费。

（2）收取过程中的截留、挪用、贪污及意外损失。

①乡村收款员滞留、挪用、贪污；

②村、乡级收集后的滞留、挪用、贪污；

③收款过程安全缺乏保障。

（3）市、县财政补助不到位。

（4）县级财政的虚假补助。

①不设财政专户，未实行专户管理；

②先拨后转。

（5）其他渠道的资金未入账。

（6）违反政策筹资。

①搭车收费；

②虚报参合人数；

③先垫后缴。

61．新型农村合作医疗基金存储环节的风险因素包括哪些？

（1）挪用财政专户资金。

①挪作他用；

②转存。

（2）套取、挪用支出资金户资金。

（3）利用结余资金进行风险投资失败。

62. 新型农村合作医疗基金支付环节的风险因素包括哪些？

基金支付环节主要有：就医环节、医疗服务环节、报销审核环节、结付环节。

（1）就医环节的风险：

①“冒名顶替”就医；

②为他人带药；

③未参合农民办理假证；

④参合农民未经办理转诊手续，直接到县以上医疗机构就医。

（2）医疗服务环节的风险：

①医疗机构提供过度服务；

②挂床住院；

③将应自费的药品、检查项目或病种人为转成可报销项目；

④套取家庭个人账户资金。

（3）报销审核环节的风险：

①审核不严，指审核人员对报销有关凭证的审核态度不够认真，造成不合理的补偿报销。

②审核人员违纪，指审核人员为了为自己或他人谋取不正当利益，在审核过程中，徇私舞弊甚至造假，侵占合作医疗基金。

③技术性差错，指审核人员由于专业技术水平问题，在审核时出现技术性差错，造成合作医疗基金的损失。

④超额补偿

在手工管理的过程中，由于存在信息脱节的因素，可能出现参合农民住院补偿额超过规定封顶线的情况。

（4）结付环节的风险：

①结付期限过长或延期结付。这种情况主要的危害是可能导致新型农村合作医疗基金支付危机，因为结付期限过长或延期结付，就不能及时反映本期新型农村合作医疗基金使用的信息，一旦有特殊的情况，可能冲击新型农村合作医疗基金的支付计划，使基金支付不能做到预先合理调度。

②乡镇经办机构工作人员贪污、套取新型农村合作医疗基金。乡镇经办机构工作人员延迟支付、截留农民医疗补偿款或弄虚作假套取新型农村合作医疗基金。

③参合对象、定点医疗机构恶意套取基金。尤其是县外、省外住院的参合农民冒名顶替、出具虚假发票、证明材料套取新型农村合作医疗资金。另外，定点医疗机构采取虚报住院或少医多报等手段套取基金。

63. 新型农村合作医疗基金风险防范应采取哪些有效措施?

通过运用现有的法律法规，加强对新型农村合作医疗运行的监督，规范基金管理，针对出现的违规违纪，甚至违法的行为可以依照有关法律法规依法处理。

（1）截留、挪用、贪污、虚假补助等都是属于违反国家有关法律的行为

我国《刑法》382 条第一款规定：国家工作人员利用职务上的便利，侵吞、窃取、骗取或者以其他非法手段占有公共财物的是贪污罪。其 383 条规定：个人贪污数额不满 5 000元，情节较重的，判处 2 年以下有期徒刑或拘役；情节较轻的，由其所在单位或者上级主管机关酌情给予行政处分。其 384 条规定，挪用公款数额较大，超过 3 个月未归还的，以挪用公款罪，处 5 年以下有期徒刑或拘役。

（2）按照《审计法》的要求，将基金收支和管理纳入审计部门的年度审计计划，定期依法进行审计监督

《审计法》第24条规定，审计机关对政府部门管理的和社会团体受政府委托管理的社会保障基金、社会捐赠资金及其他有关基金、资金的财务收支进行审计监督。各市（州）、试点县（市）审计部门应将新型农村合作医疗审计工作纳入年度审计计划，依法对基金的筹集、管理和使用情况进行定期审计，并向同级政府提交审计报告。2010年5月，国家审计署组织9个特派办，分别对安徽、湖北、江苏、辽宁、湖南、四川、福建、河南、黑龙江9省新型农村合作医疗基金的筹集、使用、管理和新型农村合作医疗及相关配套政策落实情况进行审计调查。

（3）对基金财务管理工作中出现的弄虚作假行为，可以依据国务院颁布实行的新《会计法》，依法追究相关人员的法律责任。

专栏4—4　审计署对9省45县新型农村合作医疗进行大规模审计调查

2010年5月，审计署组织9个特派办，分别对安徽、湖北、江苏、辽宁、湖南、四川、福建、河南、黑龙江9省新型农村合作医疗基金的筹集、使用、管理和新型农村合作医疗及相关配套政策落实情况进行审计调查。

基层医改效果纳入调查

根据审计调查方案，审计署每个省份调查5个县，每个县延伸调查2个乡镇卫生院。

这次审计调查不拘泥于新型农村合作医疗资金和政策落实情况，农村公共卫生工作也被纳入审计调查范围。包括因病致贫未得到有效缓解的问题，对住院费用按规定报销后个人负担费用仍然较重的五保户、贫困户及其他符合条件的农民是否实施了医疗救助等。审计调查中密切注意基层医改等新情况，要及时将现行制度执行效果反映出来。

筛个案、入农户、验单据

审计署上海特派办社保处的审计人员前往 20 公里外舒城县张母桥镇合心村的汪大勇家向他核实一些报销的问题。

审计人员是从舒城县新型农村合作医疗信息系统的报销记录中注意到汪大勇的，记录显示他每个月都有报销，而且费用很高。在汪大勇家里，汪大勇拿出厚厚一叠票据，经一一核验，最终确认没有问题。

2006 年汪大勇在上海做了肾移植手术，2007 年舒城县实行新型农村合作医疗后，他参加了新型农村合作医疗。汪大勇出院后由于要服用抗排异药物，一年费用高达 7 万元，新型农村合作医疗可以报销 75%，尽管如此，汪大勇还要借钱负担自费部分，不过他也认为，能报 75% 已经很好了，否则他只能停药。

这种到农户家中进行审计调查，是审计人员经常要做的工作。据审计署上海特派办副特派员介绍，由于安徽省曾发现过利用假发票骗取新型农村合作医疗基金的问题，审计人员对此进行了特别关注。

这番努力已有收获。审计组通过数据分析，将大额报销、频繁报销的参保人筛选出来，并对卫生院进行调查。最后，审计部门对于有疑问的收入和支出，都要进行审计，最终将形成详细的审计调查报告报送审计署。

资料来源：http://news.xinhuanet.com/politics/2010-06/07/c_ 12188406.htm

64. 什么是新型农村合作医疗人口受益率和户受益率？

新型农村合作医疗人口受益率指参合农民受益面，反映新型农村合作医疗利用广度的指标，通常以年为时间段考察。

户受益率表示参加新型农村合作医疗农户的受益面，从另外一个角度反映新型农村合作医疗服务利用的广度。

65. 新型农村合作医疗人口受益率和户受益率如何计算？

人口受益率 =（受益人群/参保人数）×100%

户受益率 =（受益户数/参保人数）×100%

66. 新型农村合作医疗基金财务关系包括哪些内容？

新型农村合作医疗基金财务关系是指在组织财务活动过程中与有关方面发生的经济关系。新型农村合作医疗基金的财务关系可概括为以下 4 个方面。

（1）基金与各筹资主体之间的财务关系

指各筹资主体向基金投入资金，形成基金与各筹资主体的经济关系。筹资主体主要有以下三类：①农民个人；②各级财政；③集体经济组织。各筹资主体按照政策要求和实施办法的约定履行出资义务，以便及时形成新型农村合作医疗基金。

（2）基金与受益者之间的财务关系

作为新型农村合作医疗的受益对象，农民在缴纳新型农村合作医疗个人资金后，便可在一定时期内享受医疗保障，按照当地实施办法的规定得到住院或门诊补偿。此即农民的出资义务和享受医疗补偿的权利关系。

（3）基金与债权人之间的财务关系

指为保证基金正常运转，向债权人临时借入资金，并按借款合同的规定按时支付利息和归还本金所形成的经济关系。

（4）基金与定点医疗机构的财务关系

基金与各定点医疗机构由于参合农民享受医疗补偿而形成的资金结算关系。

67. 建立县级农村合作医疗保障救助基金的作用有哪些?

除新型农村合作医疗统筹资金以外，有的省在县一级也建立了新型农村合作医疗保障救助基金，作为新型农村合作医疗制度的补充形式。

建立县一级农村合作医疗保障救助基金的作用：

（1）可以资助困难农民参加合作医疗；

（2）可以对患大病重病的特困农民在新型农村合作医疗补助限额之外再给予一定的医疗费用补助，缓解因病致贫、因病返贫问题；

（3）可以用于调剂镇级新型农村合作医疗的运作风险。

五、组织管理与监督

1. 新型农村合作医疗的组织管理涉及哪些内容?

新型农村合作医疗组织管理工作主要包括设置机构并明确相关职责、新型农村合作医疗启动费用测算、经办机构人员编制和运行管理费用测算、新型农村合作医疗的宣传动员等内容。

目前，新型农村合作医疗的组织机构包括管理机构、经办机构和监督机构。

2. 新型农村合作医疗的管理机构分为哪几级?

新型农村合作医疗工作开展实施以来，按照精简、效能和能级原则，国家建立起比较完整的新型农村合作医疗管理机构体系，对新型农村合作医疗工作进行有效的管理。

新型农村合作医疗机构体系，自上而下地可以分为国家级、省（市、区）级、地（市）级、县（市）级、乡级、村级。

各级政府建立的新型农村合作医疗管理机构隶属于同级政府，同时接受上级管理机构的指导。他们按照各自的工作职责，承担着不同的管理任务。如图 5—1 所示。

3. 成立国务院新型农村合作医疗部际联席会议制度的目的是什么?

国务院于 2003 年 9 月成立了国务院新型农村合作医疗部际联席会议制度，目的是为了做好全国新型农村合作医

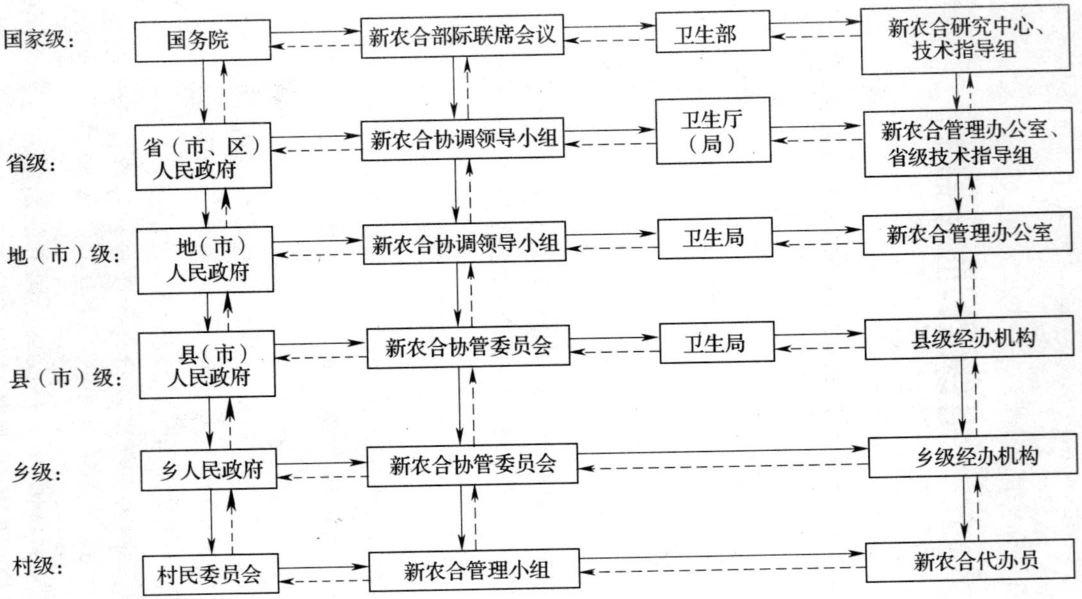

图 5—1　新农合组织管理机构层级示意图

疗工作的组织协调、宏观指导，加强各有关部门的协调配合，及时研究制定新型农村合作医疗制度的相关政策，推进新型农村合作医疗制度的建立和完善。

4. 国务院新型农村合作医疗部际联席会议的职能是什么？

（1）负责建立完善新型农村合作医疗制度工作的组织协调和宏观指导；研究制定相关政策；督促检查资金筹措等政策的落实。

（2）重大问题向国务院请示、报告。

5. 国务院新型农村合作医疗部际联席会议成员单位有哪些？

国务院、卫生部、财政部、农业部、民政部、国家发展改革委员会、教育部、人力资源和社会保障部、国家人口计生委员会、国家食品药品监督管理局、国家中医药管理局、国务院扶贫办公室、保监会、中国残联、中国红十字会总会等部门。

国务院负责卫生方面工作的领导同志任联席会议组长。卫生部为联席会议牵头单位，卫生部有关负责同志任联席会议常务副组长。财政部、农业部、民政部有关负责同志任联席会议副组长。其他部门有关负责同志任联席会议成员。

联席会议在卫生部设立办公室，负责日常工作。

6. 国务院新型农村合作医疗部际联席会议工作规则和工作要求有哪些？

（1）联席会议原则上每半年召开一次例会。根据需要或按照领导同志指示，可以临时召集会议。

联席会议的议题主要包括：传达、贯彻党中央、国务院领导同志关于新型农村合作医疗制度的指示精神；根据新型农村合作医疗制度试点及推广工作中出现的新情况、新问题，协调有关部门及时研究制定有关政策；督促、检查、指导并通报各地区新型农村合作医疗制度建立完善工作的进展情况；就有关重大问题进行协调并提出解决办法。

（2）联席会议例会的主要内容要形成纪要，经与会单位同意后印发联席会议各成员单位贯彻落实。会议决定的事项，按照部门职能，分工负责，具体落实。

（3）各成员单位要积极参加联席会议，相互配合，相互支持，形成合力，充分发挥联席会议的作用。

7. 部际联席会议成员单位各自的工作职责是什么?

（1）国务院

领导全国新型农村合作医疗工作。

国务院设立国务院新型农村合作医疗部际联席会议制度，负责全国新型农村合作医疗工作的组织协调、宏观指导，督促协调相关部门落实新型农村合作医疗政策，对新型农村合作医疗工作进行检查评估。

（2）卫生部

主管全国新型农村合作医疗工作。

负责制定新型农村合作医疗发展规划和有关政策，并协调、组织、指导实施；负责国务院新型农村合作医疗部际联席会议日常工作。

卫生部下设新型农村合作医疗研究中心技术指导组。

（3）财政部

负责安排中央财政对各省参加新型农村合作医疗的补助资金，研究制定相关政策，加强资金管理和监督。

（4）农业部

配合做好新型农村合作医疗的宣传推广工作，反映情况，协助进行筹资管理和资金的使用监督。

（5）民政部

负责建立和完善农村医疗救助制度，支持新型农村合作医疗工作。

（6）国家发展改革委员会

负责将新型农村合作医疗纳入国民经济和社会发展规划的有关工作，促进新型农村合作医疗与社会协调发展。加强农村卫生基础设施建设，完善农村医药价格监督政策。

（7）教育部

负责培养农村卫生人才，制定相关政策。

（8）人力资源和社会保障部

负责农村卫生人才情况调研，制定农村卫生人才政策，推进农村卫生机构人事制度改革的有关工作。

（9）国家人口计生委员会

配合做好新型农村合作医疗的宣传动员工作。

（10）国家食品药品监督管理局

负责新型农村合作医疗的药品流通供应，加强农村药品管理。

（11）国家中医药管理局

负责在新型农村合作医疗中发挥中医药的特色与优势，培养农村卫生机构的中医药技术队伍。

（12）国务院扶贫办公室

负责扶贫开发与新型农村合作医疗工作的协调，支持贫困地区农民参加新型农村合作医疗。

（13）保监会

负责协调保险业参与新型农村合作医疗的有关工作，制定有关制度和规范，指导和监督保险公司依法依规开展工作。

（14）中国残联

配合做好新型农村合作医疗的宣传推广工作，以及残疾人参加新型农村合作医疗的相关工作。

（15）中国红十字会总会

参与对农村贫困人口的医疗救助工作，支持新型农村合作医疗制度的建立与完善。

8. 省、地级新型农村合作医疗管理机构如何设立？

各省（市、区）、地（市）辖区内的新型农村合作医疗工作由本级人民政府领导。

为做好具体领导、组织协调和政策制定等宏观管理工作，省、地级人民政府设有新型农村合作医疗协调领导小组；组长由政府领导担任，成员包括卫生、财政、农业、民政、发改委、审计、食品药品监管、扶贫等部门负责人；小组在同级卫生行政部门设办公室，负责协调领导小组的日常工作。

9. 省、地级新型农村合作医疗管理机构具有什么职责？

（1）省、地级人民政府

领导辖区内的新型农村合作医疗工作。

（2）省、地级人民政府新型农村合作医疗协调领导小组

政府领导任组长，卫生、财政、农业、民政、发展改革、审计、食品药品监督管理局、扶贫等部门负责人任成员。协调领导小组在同级卫生行政部门设办公室，负责协

调领导小组日常工作。

负责新型农村合作医疗工作的具体领导、组织协调和政策制定等宏观工作，包括：

①制定新型农村合作医疗管理办法、资金筹集办法、实施规划和年度计划；

②制定地方各级财政对新型农村合作医疗的补助标准；

③制定合作医疗基金财务管理办法、会计核算办法等规章制度；

④择优选择国有商业银行作为合作医疗基金代理银行；

⑤协调有关部门落实政策和资金，共同做好新型农村合作医疗工作；

⑥定期向同级党委、人大、政府汇报新型农村合作医疗工作进展情况及存在的问题，听取意见，研究解决问题的政策措施；

⑦对新型农村合作医疗工作进行检查评估等。

（3）省、地级卫生行政部门

省、地级新型农村合作医疗管理机构主管辖区内的新型农村合作医疗工作，包括：

①省、地级卫生行政部门设立新型农村合作医疗管理机构，人员从现有行政或事业编制中调剂解决，负责新型农村合作医疗的日常管理工作。其职责如下：

• 培训管理人员；

• 制订新型农村合作医疗基线调查方案、统筹补偿方案基本框架和推荐方案，指导各县制订新型农村合作医疗实施方案，并对实施方案进行审查；

• 制定新型农村合作医疗定点医疗机构管理办法、新型农村合作医疗基本药物目录和诊疗项目目录等规章制度；

• 检查督导和规范新型农村合作医疗制度的实施；

• 及时研究解决新型农村合作医疗运行中出现的问题；

• 收集、汇总、统计、分析新型农村合作医疗信息并及时上报；

• 向新型农村合作医疗协调领导小组汇报新型农村合作医疗工作情况等。

②省级新型农村合作医疗技术指导组

由具有农村卫生管理经验的行政管理人员和相关大专院校、科研机构的专家组成。其职责如下：

• 开展调查研究，总结经验，发现问题，提出解决问题的措施与完善政策的建议；

• 开展理论研究，研究解决新型农村合作医疗管理体制、运行机制和监督机制等方面的问题；

• 参与培训工作，提高管理人员的管理能力和业务素质；

• 参与新型农村合作医疗工作的检查评估。

（4）省级财政部门

①研究制定本地区新型农村合作医疗资金筹集、基金管理等相关政策，加强资金的管理和监督；

②负责落实地方各级财政补助资金；

③及时划拨省级财政补助资金到县级合作医疗基金财政专户；

④会同省级卫生行政部门，按规定将财政监察专员办事处审核的上年度参合人数及农民缴费、地方财政补助资金划拨等有关情况上报财政部和卫生部，申请中央财政补助资金；

⑤统一印制基金专用收据。

（5）其他相关部门

民政部门负责农村医疗救助制度有关工作。其他部门参照国家相关部委职责，履行同级部门相应职责。

10．县级新型农村合作医疗管理机构如何设立？

县（市）辖区内的新型农村合作医疗工作由县（市）人民政府领导。

为做好新型农村合作医疗的组织、领导、协调、管理、监督和评估工作，政府设有新型农村合作医疗管理委员会。管理委员会主任由当地的县长或常务副县长担任，副主任由分管副县长担任，成员由卫生、财政、农业、民政、发改委、审计、食品药品监管、中医药、扶贫等部门的负责人、乡镇长和参合农民代表组成。管理委员会下设新型农村合作医疗经办机构，负责新型农村合作医疗业务管理。农民代表担任组成成员是为了更好地收集农民的意愿、意见和建议。

11．县级新型农村合作医疗管理机构具有什么职责？

（1）县级人民政府领导辖区内的新型农村合作医疗工作。

（2）新型农村合作医疗管理委员会负责新型农村合作医疗的组织、领导、协调、管理、监督、考核、奖惩等工作。具体职责如下：

①组织宣传发动工作，引导农民参加新型农村合作医疗；

②制订新型农村合作医疗发展规划和工作计划；

③制定新型农村合作医疗实施方案和各项规章制度，包括新型农村合作医疗管理制度、工作制度、补偿制度、基金支付制度、转诊制度以及监督、考核、奖惩制度等；

④确定农民参加新型农村合作医疗的个人缴费标准，组织收缴农民参合资金；

⑤保证合作医疗基金在财政部门指定的代理银行专户储存，保证专门管理、专款专用；

⑥检查、监督新型农村合作医疗资金的筹集、使用和管理，保证财政补助资金按时足额拨付到位，基金封闭运行、收支平衡；

⑦协调解决新型农村合作医疗运行中出现的问题，确保基金合理补偿参合农民的医疗费用；

⑧建立新型农村合作医疗信息网络和统计报告制度，检查督促新型农村合作医疗信息工作；

⑨进行年度工作总结、考核评价，表彰先进，处理违规行为；

⑩定期向同级党委、人大、政府和新型农村合作医疗监督委员会汇报工作，主动接受监督。

（3）县级卫生行政部门

县辖区内的新型农村合作医疗工作由县级卫生行政部门，即县卫生局主管，其职责如下：

①开展基线调查，根据本地实际和基线调查结果，按照省级卫生行政部门制定的新型农村合作医疗统筹补偿方案基本框架，选择推荐的新型农村合作医疗统筹补偿方案，草拟实施方案；

②培训管理人员；

③制定新型农村合作医疗规章制度；

④检查、督导经办机构执行新型农村合作医疗政策和制度；

⑤检查、监督定点医疗机构执行新型农村合作医疗有

关规定和医疗服务提供情况，查处违规、违纪行为；

⑥及时解决新型农村合作医疗运行中出现的问题；

⑦收集、汇总、统计、分析新型农村合作医疗信息并及时上报；

⑧定期向新型农村合作医疗管理委员会汇报新型农村合作医疗运行情况等。

（4）县级财政部门

县级财政部门在新型农村合作医疗管理中的职责如下：

①开设合作医疗基金财政专户；

②负责筹集参合农民参合资金，并及时转入财政专户管理；

③及时划拨县级财政补助新型农村合作医疗资金；

④保障新型农村合作医疗经办机构的人员经费和工作经费；

⑤对农村医疗救助给予资金支持等。

（5）其他相关部门

县级民政部门的职责是负责建立农村医疗救助制度的有关工作。其他部门参照国家相关部委职责，履行同级部门的相应职责。

12. 乡、村级新型农村合作医疗管理机构如何设立?

乡、村级成立新型农村合作医疗管理机构是由乡政府领导任主任，有关部门负责人、村民委员会主任和参合农民代表为成员。县新型农村合作医疗经办机构在乡镇政府设立派出机构（人员），设办事处人员 2～3 名，派出机构办事人员和工作经费列入财政预算，不得从新型农村合作医疗基金中提取。

13. 乡、村级新型农村合作医疗管理机构具有什么职责？

（1）乡镇人民政府、村民委员会的职责是负责辖区内新型农村合作医疗的宣传发动与组织实施工作。

（2）乡镇新型农村合作管理委员会职责是负责宣传新型农村合作医疗的意义、政策规定和实施方案，组织发动农民参加新型农村合作医疗；在农民自愿参加的前提下，组织收缴农民参合资金，并及时将收缴的资金存入合作医疗基金专用账户；反映农民意见，维护农民利益，监督新型农村合作医疗政策在农村落实。

（3）村级新型农村合作医疗管理小组职责是负责宣传动员组织农民参加新型农村合作医疗，协助做好农民参合资金的收缴和新型农村合作医疗资金筹集、基金使用情况的公示工作，监督新型农村合作医疗政策在农村的实施。

14. 为什么要设置新型农村合作医疗经办机构？

新型农村合作医疗制度是一项系统工程，涉及千家万户，直接关系到广大农民群众的切身利益，需要各有关部门的积极支持和配合。新型农村合作医疗工作专业性强，面对的服务群体复杂多样，工作任务十分繁重。所以需要设置专门承办新型农村合作医疗具体业务管理的机构，即新型农村合作医疗经办机构，由县、乡两级组成。

15. 县级新型农村合作医疗经办机构如何构成？

县级经办机构是具有独立法人资格的卫生事业单位，其编制由编制部门下达，人员由县级人民政府从现有行政或事业编制中调剂解决，所需人员和工作经费列入同级财政预算。岗位设置包括行政管理、审核、督查、会计、出纳、信息管理等。

16. 县级新型农村合作医疗经办机构具有哪些职责?

（1）按照新型农村合作医疗定点医疗机构条件审核确定定点医疗机构，并与定点医疗机构签订协议；

（2）按照合作医疗基金管理和会计核算办法管理和使用基金，做到基金专户储存、专账管理、专款专用、封闭运行，保障基金安全和合理有效使用；

（3）管理合作医疗基金账目，编制基金预算；

（4）审核并补偿参合农民的医疗费用；

（5）规范管理新型农村合作医疗档案资料，建立参合农民登记、医疗费用补偿台账；

（6）审批参合农民医疗转诊；

（7）检查、监督定点医疗机构的服务行为和执行新型农村合作医疗管理规章制度，包括医疗行为、服务质量、医疗收费、药品价格、补偿程序、补偿兑现等，及时纠正违规行为；

（8）定期向社会公示合作医疗基金收支和使用情况；

（9）收集、汇总、分析新型农村合作医疗运行信息，按规定填报各种统计报表；

（10）调查处理新型农村合作医疗工作中发生的案件及群众举报、投诉等；

（11）参与新型农村合作医疗统筹补偿方案测算、方案制订和调整工作；

（12）协助开展宣传动员和农民参合资金的收缴工作。

17. 乡级新型农村合作医疗经办机构如何构成?

乡级新型农村合作医疗经办机构基于因地制宜的原则，经办机构的设置分两种情况：

（1）由县级经办机构派出机构（人员）；

（2）委托乡镇卫生院等机构（如乡财政所、乡镇卫生院等）管理。

18. 乡级新型农村合作医疗经办机构具有什么职责？

乡级新型农村合作医疗经办机构的职责：

（1）建立参合农民医疗补偿台账；

（2）按规定审核、补偿参合农民的医疗费用，汇总、上报乡、村两级定点医疗机构医疗费用补偿情况；

（3）检查、监督乡村两级定点医疗机构的服务行为和执行新型农村合作医疗规章制度情况；

（4）定期向社会公示基金收支和使用情况；

（5）调查处理新型农村合作医疗工作中发生的案件及群众举报、投诉等；

（6）协助开展宣传动员和农民参合资金的收缴工作。

19. 新型农村合作医疗组成体系包括哪些内容？

在新型农村合作医疗资金的筹集、分配、补偿过程中，涉及合作医疗管理方、卫生服务提供方和合作医疗参加方。这三方相互联系、相互影响，构成了一个整体，这个整体称为合作医疗组成体系。

（1）合作医疗管理方：代表政府建立合作医疗制度，管理、监督合作医疗运行的各级各类组织机构。在合作医疗系统中处于中心地位，起主导作用。

（2）卫生服务提供方：按合作医疗有关规定向合作医疗参加者提供医疗卫生服务，并从管理方获取所提供服务费用的医疗机构。

（3）合作医疗参加方：向管理方按时缴纳合作医疗资金，并享受卫生服务供方提供服务的农村居民。

新型农村合作医疗组成体系结构及其关系如图5—2所示：

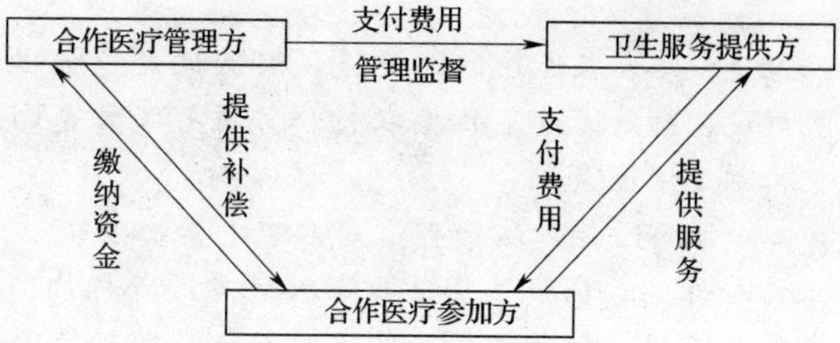

图 5—2　新型农村合作医疗组成体系结构及其关系

20. 设置新型农村合作医疗监督机构的作用是什么？

通过新型农村合作医疗的组织监督，及时发现和纠正合作医疗运行中出现的问题，是保证合作医疗基金及时足额到位，公平、合理、有效使用，保障合作医疗基金收支平衡、专款专用、规范使用，维护参与农民和医疗服务提供者权益的重要措施。

专栏 5—1　× × 县严查新型农村合作医疗违规行为确保基金安全

2009 年，× × 县以打击冒名顶替住院和弄虚作假套取新型农村合作医疗基金为重点，加大对违规行为的查处力度。1—10 月，共查处农民冒名顶替住院 6 起，避免基金损失 1 万余元；查处农民利用虚假发票套取基金事件 2 起，查处定点医疗机构帮助农民弄虚作假事件 1 起，共追回被套取基金 27 549. 70 元。

× × 县主要采取了以下措施：

一是完善制度，从严约束。今年 3 月，该县出台了《× × 县新型农村合作医疗违规行为处理规定》，对基层干部、管理经办机构工作人员、定点医疗机构及其工作人员、参合农民等的违纪违规行为的处理作出了明确规定，有效促进了新型农村合作医疗工作走向规范化、制度化轨道。

二是事前防范，从严监管。县农村合作医疗办监审工作人员、专职审核员每天深入定点医疗机构，对县内所有新型农村合作医疗住院病人全部实行“面对面”审批，对患者身份、病情、病历处方、补偿资料等严格落实“七查”“六审”“三原则”，加强事前监督，将违规现象消除在萌芽状态，有效避免定点医疗机构和参合农民冒名顶替弄虚作假的现象，切实提高监管效果。

三是违规必究，从严查处。县农村合作医疗办对发现的违规行为绝不姑息，今年以来，对2起农民利用虚假发票套取基金事件，县农村合作医疗在3天内追回全部被套取基金，还将案件移交公安机关进一步查处。

资料来源：http://jsq.longhui.gov.cn/News/200911/2009110325167.htm

21. 新型农村合作医疗监督机构设为几个等级？

新型农村合作医疗的监督机构只在县、乡、村三级设立，主要是采用多种手段，定期或不定期地对新型农村合作医疗工作开展检查审核、监察督导和防错纠偏。

22. 新型农村合作医疗的县级监督委员会是如何构成的？

县级人民政府成立由相关政府部门和参加合作医疗的农民代表共同组成的农村合作医疗监督委员会，定期检查、监督农村合作医疗基金合作和管理情况。监督委员会可以由以下人员组成：

主　任：主管监察、审计工作的副县长；

副主任：县监察局局长、审计局局长；

成　员：纪检、监察、农业、审计等部门的负责同志和参加合作医疗的农民代表。其中农民代表的比例不低于监督委员会总人数的20%～30%。

23. 新型农村合作医疗的县级监督委员会具有什么职责？

县级监督委员会实行会议制度，其职责如下：

（1）检查、监督政府、政府相关部门、新型农村合作医疗经办机构和定点医疗机构执行新型农村合作医疗政策和相关规定的情况；

（2）检查、监督新型农村合作医疗经办机构人员编制及人员、工作经费的落实情况；

（3）检查、监督新型农村合作医疗实施方案和工作计划的落实情况；

（4）检查、监督参合农民缴费和各级财政对新型农村合作医疗补助资金的落实情况；

（5）检查、监督对五保户、贫困户人口医疗救助政策的落实情况；

（6）检查、监督新型农村合作医疗补偿及时到位情况及有无超范围、超标准补偿等问题；

（7）检查、监督合作医疗基金封闭运行、专款专用、收支平衡等情况及有无挤占、挪用、截留、贪污等问题；

（8）检查、监督、定期公示合作医疗基金收支、使用情况；

（9）检查、监督新型农村合作医疗定点医疗机构提供服务、医疗收费情况；

（10）检查、监督专项审计合作医疗基金的情况；

（11）反馈检查、监督结果，向政府、新型农村合作医疗管理委员会和卫生、财政、民政部门及经办机构、定点机构等通报，提出意见和建议，责成相关部门纠正和解决新型农村合作医疗筹资、运行和管理中的问题；

（12）受理并调查处理群众举报、投诉；

（13）根据有关规定，查处违规违纪和挤占、挪用、截留、贪污合作医疗基金的单位和人员。

专栏5—2　××县新型农村合作医疗实行“一对两查三访”制

每日一核对。责成专人每日在网上对定点医疗机构收治参合农民的病种、诊疗、用药等项目的合理性进行核对，及时控制和校正医疗机构在新型农村合作医疗制度运行中的不合理性。

一周两清查。县卫生局专门抽调懂业务、责任心强的医务人员组成了联合督察组，采取随机抽查和重点检查两种方式，每周对定点医疗机构参合农民的入院、诊疗、用药、出院等情况进行“五查五核实”：查病人，核实是否“冒牌”；查病情，核实是否符合补偿规定；查病历，核实有无“猫腻”；查处方，核实用药是否规范；查清单，核实是否符合标准。进一步严格诊疗行为，规范基金使用，保障合理运行。

半月三走访。一是走访患者本人；二是走访患者亲属；三是走访患者的邻里朋友。对患者的基本情况、住院原因、诊断病种、住院时间、住院总费用、出院时间、补偿费用以及报销核定卡等情况的真实性进行确定，严厉打击弄虚作假套取资金现象的发生。

同时，还制定了扣留预留基金、处罚应付资金和行政处罚等制度，对违规操作、弄虚作假套取新型农村合作医疗基金的医疗单位给予扣留当月的预留基金和当月应付费用20%的经济处罚；对相关责任人给予待岗、转岗、下岗等行政处罚，全力保障新型农村合作医疗基金的合理、安全、有效运行。

资料来源：http://www.mzfzw.cn/mzfzrd/92/2007073123648.html

24. 新型农村合作医疗的乡级监督委员会是如何构成的?

乡级成立新型农村合作医疗监督委员会，一般由乡人大主要领导担任主任，以参合农民代表为主体，政府有关人员参加。

25. 新型农村合作医疗的乡级监督委员会具有什么职责?

乡级新型农村合作医疗监督委员会实行会议制度，其职责如下：

（1）负责向上一级新型农村合作医疗监督委员会反映情况；

（2）定期审核本乡新型农村合作医疗基金的筹集、使用和管理；

（3）定期检查、监督乡镇卫生院医疗服务和费用结算；

（4）收集与受理参加新型农村合作医疗农民的举报投

诉等。

26. 新型农村合作医疗的村级监督小组是如何构成的?

村级成立新型农村合作医疗监督小组，村委会主任担任组长，参合的村民代表为成员。

专栏5—3　××区8名农民“新型农村合作医疗”监督员率先上岗

××区聘请的8名农民新型农村合作医疗监督员近日在全市率先上岗。

为切实规范新型农村合作医疗服务行为，拓宽监管渠道，××区合作医疗管理中心于2009年6月在全区范围内聘请了8名农民代表担任“新型农村合作医疗”监督员，赋予了监督员政策宣传、咨询服务、提出建议或意见、参与调查、协调处理争议纠纷、举报新型农村合作医疗违规行为以及跟踪落实整改督导等多项职责。这些监督员将具有3种身份，力争当好“三大员”。一是监督员，对辖区合作医疗经办机构和建议及时向政府反映，充当政府和农民之间沟通的“桥梁”。三是播音员，把政府的惠民政策及时传达给大家，使全区农民真正认识新型农村合作医疗的意义和好处，自觉自愿地参合。

资料来源：http://epaper.tynews.com.cn/shtml/tyrb/20090724/210355.shtml

27. 新型农村合作医疗的村级监督小组具有什么职责?

（1）配合上级新型农村合作医疗监督组织的工作；

（2）收集、受理及反映参合农民对新型农村合作的建议与意见等。

28. 各级审计部门在新型农村合作监督中具有什么职责？

各级审计部门将合作医疗基金审计纳入年度审计计划，定期或不定期地进行专项审计并提交审计报告，监督相关部门纠正和处理审计中发现的问题。

29. 新型农村合作医疗的监督形式有哪些？

（1）管理机构与经办机构的监督

主要是对新型农村合作医疗经办机构、定点医疗机构和参合农民履行合作医疗章程、实施方案、各类合同和执行规章制度情况进行监督。这是新型农村合作医疗监督中最常见的监督，特别是经办机构的监督是长期性的，参合农民随时可以通过相关机构或直接向他们反映情况，维护自己的利益不受损害。

（2）权力机构的监督

我国的权力机构是各级人民代表大会，它的监督主要在于对新型农村合作医疗运行进行指导、督促、审议、批准、决定等，形式主要有作出决议、听取专题报告、人民代表提出议案、向管理机构与经办机构提出质询、组织代表视察和检查工作等。

（3）政府职能机关的监督

政府职能部门对新型农村合作医疗的监督主要是：

①财政监督，由财政部门检查新型农村合作医疗基金筹集、管理、支出等方面是否符合财经纪律与财务制度；

②审计监督，由审计部门对新型农村合作医疗财务活动、经济活动、基金收支等进行的检查监督；

③物价监督，重点是对定点医疗机构医疗服务价格的

价差监督。

（4）社会监督

社会监督主要包括：

①各级政协、社会团体对新型农村合作医疗的监督：主要形式有政协委员的视察、提案、建议、批评，人民团体的建议、批评等；

②人民群众监督：主要有新型农村合作医疗村民代表大会制度；群众的举报投诉；新型农村合作医疗公示制度等；

③舆论监督：主要是新闻舆论监督，形式有新闻报道、新闻发布会等。

30. 新型农村合作医疗管理委员会的监督涉及哪些事项?

（1）贯彻落实新型农村合作医疗政策情况；

（2）制定新型农村合作医疗实施方案和管理规章制度情况；

（3）组织进行宣传发动工作的情况；

（4）经办机构人员编制和人员及工作经费落实情况；

（5）农民个人参合费用的收缴情况（方式、数额）；

（6）合作医疗财政补助资金按时足额到位情况；

（7）定期检查、监督合作医疗基金筹集、使用和管理情况；

（8）及时研究协调相关部门解决合作医疗运行中的问题，维护参合农民权益情况；

（9）定期考核评价，对合作医疗工作进行总结，表彰先进、惩处违规行为情况等。

31. 新型农村合作医疗管理办公室的监督涉及哪些事项?

（1）人员配置是否合理（包括人员数量和结构）；

(2）合作医疗基金是否按时足额到位；

(3）合作医疗基金的分配情况；

(4）医疗费用补偿审查结算情况；

(5）合作医疗基金管理是否符合“合作医疗基金财务管理办法”和“基金会计核算制度”的要求；

(6）医疗费用是否得到有效控制，基金的使用是否符合“以收定支、收支平衡、略有结余”的管理原则；

(7）医疗费用补偿报销程序是否简捷、便民；

(8）是否按照规定将合作医疗基金筹集和使用情况，定期在县、乡、村进行公示；

(9）合作医疗信息收集、汇总、分析、上报的及时性和准确性；

(10）合作医疗基金有无被贪污、挤占、挪用、截留等情况。

专栏5—4　××省出台规定：新型农村合作医疗管理经办机构私自涂改病历以贪污论处

《××省新型农村合作医疗违规行为处理规定》（征求意见稿）规定，管理经办机构工作人员利用工作之便弄虚作假，伪造、涂改病历、票据、清单等结算材料，套取合作医疗基金的，以贪污论处，涉嫌违法的，移交司法机构处理。

财政部门没有按照规定存储和拨付新型农村合作医疗资金或者截留、挪用、拆借新型农村合作医疗基金及其利息的行为，由上级财政部门会同新型农村合作医疗协调领导小组办公室，依规予以通报批评，责令限期拨付或追回被截留、挪用、拆借的新型农村合作医疗资金，并追究有关负责人和直接责任人的行政责任。

管理经办机构工作人员利用工作之便弄虚作假，伪造、涂改病历、票据、清单等结算材料，套取合作医疗基金的，以贪污论处，由同级卫生行政部门会同新型农村合作医疗管理委员会办公室查处，对责任人给予行政记过以上直至开除公职的处分，并依法追回套取资金，涉嫌违法的，移交司法机构处理。

定点医疗机构医务人员弄虚作假，出具或伪造假病历、假处方、假证明、假票据、假清单等虚假结算材料，为自己或者他人谋取不正当利益，套取新型农村合作医疗基金的，暂停其6个月以上1年以下执业资格；情节特别严重，影响恶劣的，可吊销其执业资格证书，涉嫌违法的移交司法机关处理。

资料来源：《长沙晚报》，2009年8月28日

32. 卫生行政部门的监督涉及哪些事项？

（1）贯彻落实新型农村合作医疗政策情况及存在的问题。

（2）合作医疗实施方案及相关规章制度的科学性和合理性。

要在基线调查的基础上，严格按照“以收定支、量入为出、收支平衡、略有结余、保障适度”的原则，科学合理地制定补偿方案。要克服凭“拍脑门、主观臆断”制定

方案的做法；要注意防止过于担心基金透支，制定方案过于保守，致使基金过多沉淀，影响农民受益现象的发生。对颁布实施的方案，必须严格执行，不得在执行中随意变通和更改，不履行承诺，失信于民。

（3）确保对定点医疗机构的监管力度，监督是否制定了相关管理规章制度，严格规范医疗服务行为，有效控制医疗服务费用；是否对违规违纪行为进行了严肃查处。

（4）确保合作医疗信息收集、汇总、分析、上报的及时性和准确性。

33. 财政部门的监督涉及哪些事项？

（1）对参合农民财政补助资金及时全额拨付到位情况；

（2）设立合作医疗基金财政专户情况，合作医疗基金是否全部进入专户存储、管理；

（3）对合作医疗基金支付的审核及补偿资金的及时拨付情况；

（4）合作医疗基金专款专用情况，有无截留、挤占和挪用等情况；

（5）县级财政部门为合作医疗经办机构提供人员和工作经费情况等。

34. 民政部门的监督涉及哪些事项？

（1）制定农村医疗救助政策规定（或实施办法）及实施情况；

（2）对农村五保户、贫困户人口资助参合情况；

（3）对农村五保户、贫困户人口医疗救助情况等。

35. 代理银行的监督涉及哪些事项？

（1）代理银行与财政部门、合作医疗经办机构签署协议情况；

(2) 设立合作医疗基金财政专户及经办机构支出账户情况；

(3) 代理银行履行协议，对基金支付加强监管、及时支付补偿资金及按照规定及时传递有关支付凭证等情况。

36. 新型农村合作医疗的监督工作主要针对哪几个环节?

新型农村合作医疗的监督工作主要是针对新型农村合作医疗的运行过程进行的。新型农村合作医疗的运行要涉及政府、经办机构、定点医疗机构、参合农民四大方面，存在着四方关系，各有不同的利益。

新型农村合作医疗监督工作的主要内容包括以下几点：

(1) 监督新型农村合作医疗制度体系的建立与正常运作；

(2) 监督合作医疗基金的安全与使用效率；

(3) 监督参合农民按规章享受的权利与义务；

(4) 监督定点医疗机构提供规范服务，获得合理收入。

37. 组织农民参与新型农村合作医疗的监管应采取哪些有效措施?

新型农村合作医疗是一件为农民谋福利的大好事，但又是政策性、技术性较强的事情。县级新型农村合作医疗管理中心一定要用通俗易懂的语言向参合农民讲解新型农村合作医疗政策，让他们把新型农村合作医疗真正当成自己的事情去关心、去支持，积极参与对新型农村合作医疗的监管，以保证新型农村合作医疗的正常运行。要积极探索农民参与监督和民主管理的长效机制，保证农民的知情权和监督权。可以让农民代表参加新型农村合作医疗管理委员会、监督委员会，也可以建立乡、村两级新型农村合作医疗农民代表大会制度，把农民关心的报销比例、报销手续、基金筹集与使用、定点医疗机构服务质量等内容交由农民代表大会进行讨论、评议，建立起上下沟通的渠道。

专栏 5—5　××县逐步建立农民参与新型农村合作医疗监管制度

××县进行的有关调查显示，农民认为新型农村合作医疗最需要监管的领域是医疗费用、医疗费补偿、医疗服务；监管的主要途径是村民委员会、举报和投诉、公示；影响农民参与监管的主要因素是文化知识与能力、时间、政策支持。

据调查，目前××县新型农村合作医疗管委会中农民代表占 13.85%；新型农村合作医疗监委会中农民代表占 24.79%。定期公示新型农村合作医疗补偿情况、筹资情况；基金使用与结余情况。农民反映意见和建议的主要途径分别是举报电话、村委会、上访和意见箱。

资料来源：http://jct. jl. gov. cn/gddt/200911/t20091111_ 651385. htm

后 记

本书是向农民群众宣传农村和农民工社会保障方面知识的系列图书之一。

本书主要围绕“新型农村合作医疗的基础知识”“组织管理与监督”“资金筹集与管理”“费用补偿与支付”“医疗服务的利用”五大问题展开讨论。

本书以国家政策法规为立足点，选取部分有代表性省市的具体实施方案，以参合农民患病就医过程中所涉及和关注的问题为线索，最大限度地满足参合农民对新型农村合作医疗政策法规知识的需求。

新型农村合作医疗政策在不断完善之中，有些政策可能只针对某一时期，请读者在引用时加以注意，并以最新政策为准。本书所列举的案例来自于网络和其他媒体的报道。在此，特向提供资料的单位及所引用资料的原作者表示感谢。

《新型农村合作医疗政策问答》一书由中南财经政法大学公共管理学院赵曼、顾永红编著并修改定稿。其中，万红涛参与编写第三部分“新型农村合作医疗服务利用”。中南财经政法大学博士研究生帅起先、赵蔚蔚、马明，硕士研究生何晓奕、杜娟、张乃仁、刘莉等协助主编做了许多编纂方面的重要工作。

本书出版得到了中国劳动社会保障出版社编辑的大力支持，在此一并致谢。

赵 曼

二零一零年七月于武汉